经络拍打
自我康复

主编 王 建

中国中医药出版社
·北京·

图书在版编目（CIP）数据

经络拍打自我康复 / 王建主编 . —北京：中国中医药出版社，
2017.6（2024.7 重印）
ISBN 978 - 7 - 5132 - 4124 - 3

Ⅰ . ①经⋯　Ⅱ . ①王⋯　Ⅲ . ①经络—按摩疗法（中医）
Ⅳ . ① R244.1

中国版本图书馆 CIP 数据核字（2017）第 066999 号

中国中医药出版社出版

北京经济技术开发区科创十三街 31 号院二区 8 号楼
邮政编码　100176
传真　010-64405721
三河市同力彩印有限公司印刷
各地新华书店经销

开本 880×1230　1/32　印张 6.5　字数 187 千字
2017 年 6 月第 1 版　2024 年 7 月第 6 次印刷
书号　ISBN 978 - 7 - 5132 - 4124 - 3

定价　28.00 元
网址　www.cptcm.com

服 务 热 线　010-64405510
购 书 热 线　010-89535836
侵 权 打 假　010-64405753

微信服务号　**zgzyycbs**
微商城网址　**https://kdt.im/LIdUGr**
官方微博　**http://e.weibo.com/cptcm**
天猫旗舰店网址　**https://zgzyycbs.tmall.com**

如有印装质量问题请与本社出版部联系（010-64405510）

内容提要

经络拍打方法简单易行，受众群广。本书主要介绍了经络拍打的基本知识，内科、外科、妇科、男科、五官科等常见疾病，以及亚健康状态的自我康复拍打法。全书配有与内容相应的穴位图和动作示意图，方便读者一看就懂，一学就会。读者可随时随地练习，达到强身健体的效果。

前言

在日常生活中，感觉头昏会拍拍前额，感觉憋气会拍拍胸口，感觉腰酸腿疼会拍拍腰腿。其实这些都是非常普通、常见的拍打动作的实际应用。中医认为，人之所以生病，是因为经穴闭塞，脉络阻滞，邪气入侵，气血虚弱所致。如何保持经络的畅通，是中医养生的关键所在。而在纷杂的中医养生方法中，经络拍打因其简单易操作、见效快、副作用小的特点深受人们的喜爱。通过辨证施治，对症拍打，给相应部位、经络、穴位良好的刺激，可使经络通畅，气血旺盛，进一步调整神经系统和其他系统的平衡，发挥各部分器官的正常功能，从而攻克病灶，使人体增强对外界的适应性，增进健康，达到"诸脉皆通，通则疾除"的效果。

《黄帝内经》记载："血气不和，百病乃变化而生。"《医宗金鉴》曰："气血郁滞，为肿为痛，宜用拍按之法，按其经络以通郁闭之气……其患可愈。"《灵枢·脉经》说："经脉者，所以能决生死，处百病，调虚实，不可不通。"由此可见，只要每天遵循经络的走向来对身体进行一定的拍打，往往能达到疏通经络、活跃气血、消除疲劳、解痉镇痛、增进健康、防治疾病的效果。

本书首先介绍关于经络拍打的基本知识，在了解这些基本知识的基础上，介绍内科、外科、妇科、男科、五官科等常见疾病的拍打方法，以及亚健康状态的自我康复拍打法。全书配有与内容相应的穴位图和动作示意图，简单直观，一看就懂，一学就会。

本书可供中医爱好者、基层医务人员及家庭自疗者阅读参考。

由于编者水平有限，敬请广大读者多提宝贵建议，以便及时修订与完善。

编　者
2017 年 1 月

目　录

第三章 / 经络拍打的部位　61

第四章 / 内科常见病症自我康复拍打法　85

第五章

外科常见病症自我康复拍打法　129

第六章

妇科常见病症自我康复拍打法　145

第七章

男科常见病症自我康复拍打法　157

第八章

五官科常见病症自我康复拍打法　167

第九章

亚健康状态自我康复拍打法　181

第一章

··········

经络拍打基础知识

一、解密经络拍打法

经络拍打法是一种简易的健身法，通常以手指、掌、拳等循经拍打穴位或患处。其轻者为"拍"，重者为"打"，属于传统按摩疗法中的一种常规手法。拍打后，全身感到轻松，有助于强筋壮骨、锻炼肌肉、活动关节，并有促进血液循环、增强内脏功能、改善代谢循环的积极作用。

经络拍打法操作简单，而且不必求人，完全可以自己动手拍打。既不需要花钱，也不需要打针、吃药，方便有效。

经络系统与拍打的关系

经络学说是中医学认识人体、治疗疾病的独特理论。《灵枢·本脏》说："经脉者，所以行血气而营阴阳，濡筋骨利关节者也。"说明了经络是运行营卫气血的通路，它内连脏腑，外络肢节，网络全身，沟通表里上下，使人体成为一个完整的统一体。人体通过经络的经气运行，一方面传输气血津液，一方面相互协调平衡，以维持正常的生理功能。

人体的经络系统由经脉和络脉组成。其中经脉包括十二经脉、奇经八脉以及附属于十二经脉的十二经别、十二经筋、十二皮部；络脉有十五络、孙络、浮络（图1-1）。十二经脉均与脏腑相连，对人体起主导作用，所以又称十二正经。由于十二经脉通过手足阴阳表里经的连接而逐经相传，所以构成了一个周而复始、如环无端的传注系统。其循行规律是：手三阴经从胸部经上肢内侧行至手指末端，交于手三阳经；手三阳经从手指末端经上肢外侧行至头部，交于足三阳经；足三阳经从头面部经躯干后侧、前方及下肢外侧行至足趾末端，交于足三阴经；足三阴经从足趾经下肢内侧行至胸部，又与手三阴经相连（图1-2）。

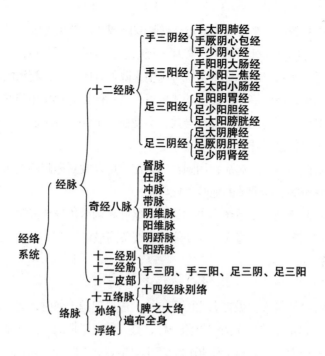

图 1-1　经络系统的组成

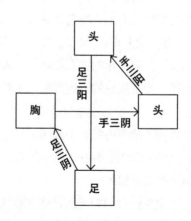

图 1-2　十二经脉走向示意图

一旦人体的正气由于种种原因而削弱，不足以抵抗病邪时，病邪就会首先侵犯位于体表的络脉，再由络脉逐渐深入到经脉，最终深入到脏腑。经络系统有一个最大的优点，就是双向调节，平衡人体。

当人体的功能处于低下状态时，经络系统可以使之升高；当人体的功能处于亢进状态时，经络系统可以使之降低。比如说，腹泻的时候用经络疗法后，腹泻停止，肠道功能恢复正常；便秘的时候用经络疗法，大便通畅。血压高的人拍打百会穴，会使血压下降；血压低的人拍打百会穴，可以使血压升高。

针对截然不同的病症，用同样的方法，可以收到理想的效果，这就是经络系统的双向调节的绝妙之处。

拍打刺激到经络系统当中的络脉，络脉将刺激传导至经脉，通过经脉的双向调节作用，将人体的功能状态调整到最佳状态。

拍打方法古老又实用

拍打疗法是人类最古老的医疗方法，最早起源于何时，如今已无法考证。但它正如推拿疗法的起源一样，是人们在早期的生活实践中逐渐摸索出的一套方法，可能比药物的产生更早。远古时期，人们的劳动艰苦而原始，不可避免会产生伤痛，而人们发现抚摸或敲打疼痛部位，能减轻疼痛，随着时间的推移，人们不断总结经验，就形成了一系列叩打的方法。《素问·异法方宜论》说："东方之域……其病皆为痈疡，其治宜砭石。"其中的"砭石"，就是指的古石器时代，人们用一些经过磨制的锥形或楔形的小石器，叩击皮肤的一定部位，浅刺出血，以达到比一般拍打更好的效果。

现存最早的古代医籍《黄帝内经》是我国最早专门记述和总结远古时代医事活动及其经验的一部医学典籍，其中就有关于拍打的记载，同时也指出了经络不通是疾病的根源。

在日常生活中，感觉头昏会拍拍前额，感觉憋气会拍拍胸口，感觉腰酸腿疼会拍拍腰腿，其实这些都是非常普通、常见的拍打动作的实际应用。

拍打的部位很多，全身几乎每个部位都可以拍打。而且拍打的作用很多，可以说拍打哪里就可以治疗哪里的疾病，而且还和这个部位所循行的经络有密切的关系。如这个部位循行的是心经，那么拍打除了对局部的病变有效以外，还能治疗心经的疾病。如果这个部位循行的是胃经，那么拍打这个部位，除了能治疗局部病变外，还对胃病的病变也有效果。

经络拍打是如何养生祛病的

中医认为，生病是由于经络阻滞、气血虚弱、外邪入侵所致，通过辨证施治，对症拍打相关经络、穴位，可使经络通畅，气血旺盛，从而达到防治疾病，"诸脉皆通，通则疾除"的效果。

此外，通过拍打，将体内代谢产物"痧"这种毒废物排出体外，增强了人体的自我免疫能力，因此拍打为保健养生佳法。

经络拍打的功效

现代医学认为，经络拍打疗法是一种传统的绿色疗法。它能改善人体血液循环，促进新陈代谢，增强人体免疫功能。

中医学认为，经络拍打疗法可疏通经络、活跃气血、消除疲劳、解痉镇痛、增进健康、防治疾病。

1.拍打头部　能防治头痛、头晕、感冒、失眠，促进大脑血液循环，防止脑动脉硬化。

2.拍打手背　能防治头痛、目赤肿痛、口眼㖞斜、咽喉肿痛、手指麻木抽筋等。

3.拍打肩背　能防治肩周炎、肩臂痹痛、颈项强直、咳嗽、气喘、高血压、中风等。

4.拍打前胸、后背　能防治胸痛、胸闷、胸胁胀满、冠心病、早搏、房颤、气管炎、咳嗽、气喘等。

5.拍打上、下腹部及腰骶部　能防治腹胀、腹痛、小便不利、月经不调、遗精、遗尿、疝气、阳痿、腰椎间盘突出、腰肌劳损、腰椎骨质增生（骨刺）、坐骨神经痛、半身不遂、神经衰弱等。

6.拍打各个关节　能防治膝关节炎、踝关节炎、半身不遂、腰胯痛、四肢抽搐、足膝痹痛、手足麻木、抽筋等。

7. 拍打面部　能防治面神经麻痹、口眼㖞斜、鼻窦炎、牙痛、视力衰退、迎风流泪、白内障、各种眼疾等。

8. 拍打四肢　能防治四肢关节炎、筋骨痛、老寒腿、腰腿痛、半身不遂、高血压、肥胖症、失眠等，且能强壮全身。

二、经络拍打的基本手型

经络拍打的常用手型有拳、掌、勾、指等。

拳

五指并拢，握紧为拳（图1-3）。

【各部位名称】拳分为拳心、拳背、拳面、拳眼、拳轮。

拳心：手心的一面称为拳心。

拳背：手背的一面称为拳背。

拳面：示指、中指、无名指和小指根节指骨相并形成的平面称为拳面。

拳眼：拇指根部与示指相叠而成的螺旋形圆窝称为拳眼。

拳轮：小指一侧的螺旋圆窝称为拳轮。

【要点与要求】拳握紧。拳面平，手腕要直。

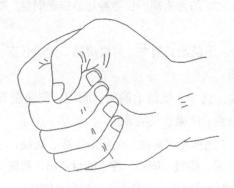

图1-3　拳

掌

五指并拢伸直为掌（图1-4）。

【各部位名称】掌分为掌指、掌心、掌背、掌根、掌外沿、拇指侧。

掌指：手指的前端称为掌指。

掌心：手心的一面称为掌心。

掌背：手背的一面称为掌背。

掌根：手腕内侧突出处称为掌根。

掌外沿：小指的一侧称为掌外沿。

拇指侧：拇指的一侧称为拇指侧。

【要点与要求】掌心展开，掌指伸直。

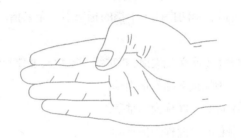

图1-4 掌

勾

五指并拢伸直后，示、中、无名、小指第二节指内弯曲成90°为勾（图1-5）。

【各部位名称】勾分为勾指顶、勾掌背、勾掌心、勾掌外侧、勾掌拇侧。

勾指顶：四指尖顶部称为勾指顶。

勾掌背：手背的一面称为勾掌背。

勾掌心：手心的一面称为勾掌心。

勾掌外侧：小指的一侧称为勾掌外侧。

勾掌拇侧：拇指的一侧称为勾掌拇侧。

【要点与要求】四指指尖并齐，手心内含。

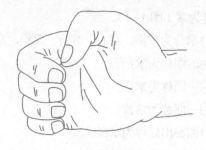

图 1-5　勾

指

中指伸直，拇、示两指捏于中指的指节上，无名指、小指屈握（图1-6）。

【各部位名称】指分为指尖顶、指掌背、指掌心、指掌尺侧、指掌桡侧。

指尖顶：中指尖顶部称为指尖顶。

指掌背：手背的一面称为指掌背。

指掌心：手心的一面称为指掌心。

指掌尺侧：小指的一侧称为指掌尺侧。

指掌桡侧：拇指的一侧称为指掌桡侧。

【要点与要求】中指伸直，手心内含。

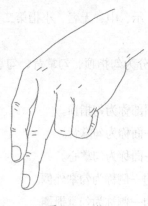

图 1-6　指

三、经络拍打的基本手法

拍打疗法主要可以分为拍法、击法、抓法和弹法几类。这几类手法可以在运用时，相互结合使用，如拍击法。也可以与各种推拿手法结合，灵活运用，形成复合手法，如拍推法、点旋法等。下面分别介绍常见的各种手法。

拍击法

用掌心、掌背、掌根，以虚掌拍打体表，称为拍击法（图1-7）。

【操作要领】动作快速而短暂，速度均匀而有节奏。

【适用部位】此法适用于头、腹、胸、上下肢及腰、背等部位。

【功效主治】有舒筋通络、调和气血、兴奋肌肉的作用。风湿痹痛、局部感觉迟钝、麻木不仁、腰背酸痛、上下肢酸痛、肌肉痉挛、头痛、半身不遂等病症常用本手法治疗。

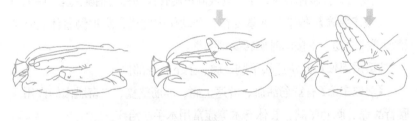

图1-7　拍击法

拍抓法

用掌心拍打着体表后，五指屈指轻抓体表肌肤，称为拍抓法（图1-8）。

【操作要领】拍抓在一个动作内完成，拍时力达手掌，抓时力达五指端。抓击时稍停片刻。

【适用部位】此法适用于胸、腹、臂、腿等部位。

【功效主治】有震荡内脏、强壮筋骨、疏导瘀滞、活血通经、疗除痼疾、祛风散寒的作用。半身不遂、关节不利、麻木不仁、风寒湿痹、落枕等症常用本手法治疗。

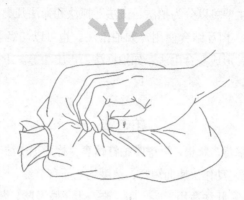

图 1-8　拍抓法

拍旋法

用掌心拍打着体表时，掌向外或向里旋转揉动称为拍旋法（图 1-9）。

【操作要领】拍掌、旋掌要在一个动作内完成，掌拍触着体表时掌稍加下按之劲，下按同时旋转揉动手掌。

【适用部位】此法适用于胸、腹、上下肢等部位。

【功效主治】有舒筋活血、解痉止痛、理筋整复、兴奋肌肉的作用。腰背酸痛、胸肋胀满、肢体麻木等症常用本手法治疗。

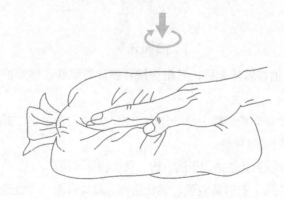

图 1-9　拍旋法

拍颤法

用掌心拍打着体表时，前臂和手掌的肌肉强力地静止性用力，产生震颤动作（图 1-10）。

【操作要领】拍掌与颤动要在一个动作内完成。掌拍触着体表时，掌稍加下按并颤动，震颤频率要高，着力稍重。

【适用部位】此法适用于胸、腹、腰、背、臀、大腿等部位。

【功效主治】有疏通经络、祛瘀消积、和中理气、消食导滞、调节胃肠、解痉止痛、理筋整复等作用。头痛、腰背痛、胃脘痛、腹痛腹胀、风湿痹痛、局部感觉迟钝、麻木不仁、半身不遂等病症常用本手法治疗。

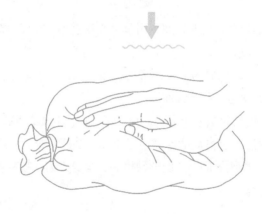

图 1-10　拍颤法

拳击法

用拳心、拳轮或掌背击打体表，称为拳击法（图 1-11）。

【操作要领】力点准确，力度适中，发力轻快，击打动作平稳而有节奏。

【适用部位】此法适用于胸、腹、腰、背、头、臀及上下肢等部位。

【功效主治】有放松肌肉、健壮骨骼、温经通络、改善内脏功能的功效。腰背痛、肢体酸麻、胸闷肋胀、眼花耳鸣、健忘失眠、消化不良、痿弱无力、大小便不通等病症常用本手法治疗。

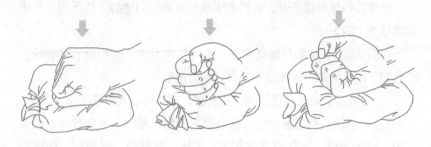

图 1-11　拳击法

侧击法

手指自然松开，腕略背屈，用单手或双手小鱼际部击打体表，称侧击法。（图 1-12）。

【操作要领】以肘为支点，带动腕与掌侧，以小鱼际桡侧和小指桡侧为着力点，快速击打治疗部位。

【适用部位】此法适用于肩、胸、腹、腰、上肢或下肢等部位。

【功效主治】有舒筋活血、通经止痛、祛疲养神、宽胸利膈、理气化痰的作用。胸膈满闷、四肢僵硬疼痛、全身无力、咳嗽痰喘等病症常用本手法治疗。

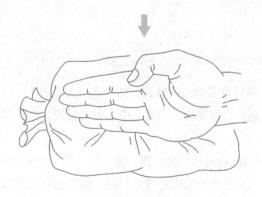

图 1-12　侧击法

点击法

用中指尖顶端点击体表穴位称为点击法（图1-13）。

【操作要领】点击如鸡啄米，动作轻快，幅度不宜太大，力达指尖顶端。

【适用部位】此法适用于点击周身经穴、经外奇穴及阿是穴。

【功效主治】有开窍行气、通经活络、调理脏腑、调和气血的作用。肺、喉、胃、心血管、神经系统等病症常用本手法治疗。

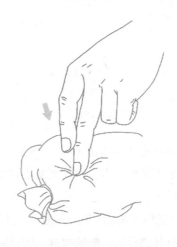

图1-13　点击法

点旋法

用中指尖顶端点击着体表或穴位后，中指向内或向外旋拧，称为点旋法（图1-14）。

【操作要领】点击与旋拧要在一个动作内完成，点触着皮肤时，指稍加下按之劲并旋拧，旋拧缓慢，用力平稳，力透皮肤。

【适用部位】此法适用于周身各大部位及各穴位。

【功效主治】有开窍行气、通经活络、行气活血、调理脏腑、散寒止痛等作用。半身不遂、关节屈伸不利、麻木不仁、风寒湿痹、痿症等病症常用本手法治疗。

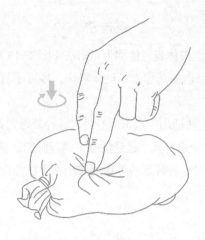

图 1-14　点旋法

叩击法

用四指指尖叩击体表称为叩击法（图 1-15）。

【操作要领】叩击下落如雨点，动作幅度不宜太大，力度要轻，力达指尖顶端。

【适用部位】此法适用于头部、胸、腹及上、下肢等部位。

【功效主治】具有开窍行气、醒脑提神、明目聪耳、活跃肌体、舒筋通络、活血化瘀、消肿止痛的作用。近视耳鸣、头痛、失眠、四肢酸痛、麻木不仁、倦怠乏力等病症常用本手法治疗。

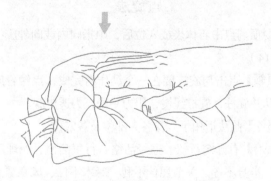

图 1-15　叩击法

叩拉法

用四指指尖叩击体表时，四指触及皮肤即后拉称为叩拉法（图1-16）。

【操作要领】勾掌指叩击与后拉要在一个动作内完成，四指触体表时，稍加用力并后拉，后拉着力一致，用力平稳，速度缓慢均匀。

【适用部位】此法适用于胸、腰、背、臀等部位。

【功效主治】有疏通经络、祛瘀消积、解肌透表、温中散寒、通气活血、扶正祛邪的作用。风寒感冒、腰背酸痛、倦怠乏力、胸闷等病症常用本手法治疗。

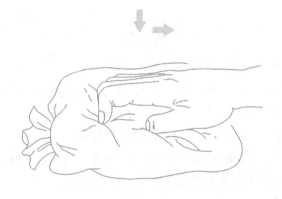

图 1-16　叩拉法

抓拧法

用四指指尖叩击体表，指尖触及皮肤时屈指用指腹抓住皮肤后向内或向外拧转称为抓拧法（图1-17）。

【操作要领】叩击、抓与拧转要在一个动作内完成，抓时五指内扣，拧转要抓住体表旋转，旋转要平稳。

【适用部位】此法适用于胸、腹、臀、腰、背等部位。

【功效主治】此法具有祛风散寒、行气活血、舒筋通络、开窍止痛的作用。感冒、腰背酸痛、神经衰弱、风湿痹痛等病症常用本手法治疗。

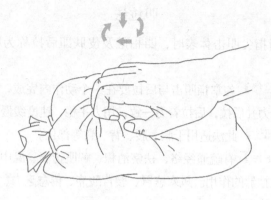

图 1-17　抓拧法

棒击法

用桑枝棒等工具击打体表的方法（图 1-18）。

【操作要领】动作要快速而短暂，棒身与体表平行，在叩击体表时不能有拖延抽打动作，击打要均匀而有节奏。

【适用部位】此法适用于身体面积较大的部位。

【功效主治】此法有调一身之脏腑、经络、气血的作用。主治范围广泛，全身病证均可用本手法治疗。

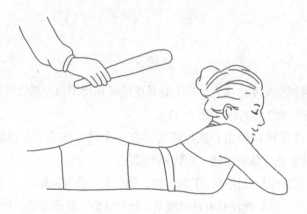

图 1-18　棒击法

弹法

拇指与示指（或中指）对合如环状，用拇指将示指（或中指）的指甲部按住，然后用力使示指（或中指）从拇指后方滑出，连续弹击治疗部位，称为弹法（图1-19）。

【操作要领】操作时弹击力要均匀，每分钟弹击120～160次。

【适用部位】此法适用于全身、尤以头面、颈项部最为常用。

【功效主治】具有舒筋通络，祛风散寒的作用。头痛、项强等病症常用本手法治疗。

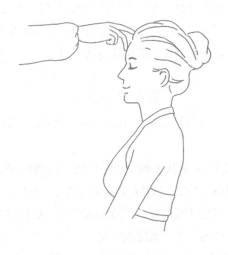

图 1-19　弹法

四、经络拍打的要领

经络拍打是从推拿疗法中产生的一种独特的治疗方法，所以拍打疗法与推拿疗法在操作上有许多相似的特点。推拿手法强调："持久、有力、均匀、柔和"，从而发挥渗透作用。拍打疗法也一样，要遵守这一基本要领。然而拍打还有其独特的手法要求。

基本手法要求

拍打和推拿一样强调持久、有力、均匀、柔和，从而发挥渗透作用，这是手法的基本要领。

（1）持久　手法能按要求持续运用一定的时间，保持动作和力量的连贯性。

（2）有力　手法必须具备一定的力量，这种力量应该根据治疗对象的体质、病证、部位等不同情况而变化，也就是说，这种力量是一种能产生良好治疗和保健作用的力，而不是有害的蛮力。

（3）均匀　动作要有节奏，速度不要时快时慢，压力不要时轻时重。

（4）柔和　手法"轻而不浮，重而不滞"，刚柔并济，不会令治疗对象疼痛难忍，且手法结束后能缓解身体不适。

独特手法要求

经络拍打属于传统推拿疗法中的一种常规手法，轻者为"拍"，重者为"打"。

（1）在拍打时要求从头到脚自然松弛，做到体松、肩松、臂松、腕松、指松。双脚开立，与肩同宽（或略宽），身体微微前倾，呼吸自然，如果拍打时感到呼吸急促，可改为深呼吸。拍打时各部位放松，使掌心空虚，灵活自如，而非僵硬的实掌。

（2）要求行手法的套路条理清晰，有规律。或从上往下，或从左往右，或按经络循行路线等，令治疗对象的意念跟随拍打路径。如果忽上忽下，忽左忽右，会令治疗对象感觉手法凌乱，无所适从。

（3）拍打时手法要根据不同部位肌肉的弹性变换，切忌生硬地击打。

（4）拍打的频率要合适，快慢要根据每人的体质和拍打的部位来确定。如背部心脏附近的拍打，就不宜过快或过慢，避免影响心脏的正常节律，令治疗对象感到难受。

（5）拍打节奏要有艺术性。拍打时会发出清脆的响声，就像打击乐演奏一样，节奏明快的话，不仅悦耳动听，还可以使身心得到放松。

五、经络拍打的顺序

中医学认为，经络拍打的顺序一般是自上而下，具体顺序如下。

（1）**起势** 双脚自然站立，与肩同宽，膝盖微屈，双手下垂，双腿放松，闭目养神，以下每节拍打时皆如是开始，以调息身心。

（2）**头部** 先从头部前额起，到百会穴直至头后颈部风府穴，次拍头部两侧，从头部前额两侧拍打至头后风池穴，按从上至下顺序拍打。头部拍打因人而异，也可采用按揉、摩擦头部的方法，拍打头部时需嘱治疗对象闭合口目。

（3）**颈部** 拍打颈部后侧、颈部两侧，可按自上而下顺序拍打，也可由上而下，然后由下而上，反复进行拍打。最后左右手掌轮流拍打大椎穴。

（4）**背部** 先拍背部两侧，用掌背或掌心拍打肩背部至臀部，可按自上而下顺序拍打，亦可上下反复拍打。再用掌背或掌心拍打背部中央，循督脉，由背部正中身柱、神道穴（或以手背能尽量拍到处为好）拍打至长强穴或骶骨处，可按自上而下顺序拍打亦可上下反复拍打。

（5）**两侧腋窝及两胁内侧** 先拍打两侧腋窝，手臂抬起高举，用另一手掌拍打，拍打两胁时，由腋窝拍打至胯部外侧，再由胯部外侧拍打至腋下，可按自上而下顺序拍打亦可上下反复拍打。心脏、肺、乳腺疾病患者尤其要多拍此处，两胁中间有"胸腺"穴位，拍打按摩可起到安抚心脏的作用。

（6）**胸腹部** 手掌先轻拍胸腹部两侧，由两侧锁骨处拍打至两大腿根部，可按自上而下顺序拍打亦可上下反复拍打；再拍胸部中央即任脉（宜轻拍），从颈下天突穴拍打至下腹曲骨穴，可按自上而下顺序拍打亦可上下反复拍打。胸腹有任脉、足阳明胃经、足少阴肾经、足太阴脾经、足厥阴肝经等经络。

（7）**肩部和手臂** 先拍打肩部四周，然后拍打手臂。以左臂起，按顺序拍打左肩部、左臂内侧、手臂、肘部、手腕、手心。翻转手臂，拍打左臂外侧，沿手背、手腕、手臂、肘部拍打，最终回到肩部。右臂拍打方法与左臂拍打方法相同，双臂的拍打顺序皆为由内外侧前部、内外侧后部到内外侧中部，进行轮流拍打。手臂拍打的经络循行是先阴经后阳经。手上六条经络为——心包经、肺经、心经、大肠经、小肠经、三焦经。

（8）尾椎骨、臀部和腿部　先用掌背拍打尾椎骨，再用掌背拍打臀部，然后用掌心沿双腿，腿部、膝外侧、踝部拍打。然后再拍打双腿内侧，自踝部起，按顺序拍打双腿内侧，膝内侧以及膝后的腘窝。总结顺序为，由两腿的外内侧前部、两腿的后内侧后部到两腿的外侧中部，进行轮流拍打。腿部拍打，经络循行是先阳经后阴经。臀部和腿上有膀胱、肝、胆、脾、胃、肾经六条经络。

（9）腰肾、脘腹部　双手叉腰，拇指在前，四指在后。先摩擦腰肾，摩擦到尾间部位（长强穴），再往回搓。随后仍以双手叉腰，但拇指在后，四指在前，再摩擦脘腹部，也可从腰部带脉处向下斜推至下腹曲骨处。经常摩擦腰肾部位可补肾壮腰和加固元气，还可以防治腰酸，摩擦脘腹可促进消化、防止积食和便秘。

（10）命门、肾俞穴　以双手掌心或双拳拳眼轮流拍打或敲打命门；肾俞穴拍打由双手掌心轮流拍打左右肾俞穴，或双手半握拳，以拳背轮流拍打。

（11）腰眼或瞬间强肾　双手轻握拳，用拳眼或拳背紧贴腰部旋转按揉腰眼，而瞬间强肾法则是双手握拳，拳心虚空，贴在肾俞位置，利用膝关节的上下抖动进行反复摩擦，双拳不动，双脚随着身体抖动微微踮起，感觉到腰椎部轻微发热为止。这种运动被誉为推拿里的金匮肾气丸，有温补肾阳的功效，是最有效的补肾方法。对肾虚、慢性腰脊劳损、腰椎间盘突出的病人非常实用。对过度疲劳、精神不好，睡眠不足的人效果良好。不仅能缓解疲劳，还能在短时间内补足肾气。

瞬间强肾法也可在最后全身上下抖动时，结合运动，因为其方法原理都一样，抖动时或两臂下垂，或双手握拳贴在肾俞位置，交叉轮流进行亦可。

（12）全身上下抖动放松　身体站立，自然、放松，两臂下垂，两腿略宽于肩，身体随两腿一直一曲的动作有节奏地上下颤抖。速度根据个人身体状况而定，幅度要以感觉到胸肌震颤为标准，足跟着地离地均可，时间可长可短。

（13）"哈"气　身体站立，双手放松自然下垂，双足尖踮起，足跟抬起（尽量抬高），两肩收紧。吸气，发出"哈"的一声，同时足跟落地，并要有弹动，急吸快呼，放松全身。注意足跟落地时，膝关节要稍微弯曲，自然内收，用劲轻巧，以免用蛮力着地，产生震动对后脑不利。

（14）收势　最后将双掌由背后经体侧向上经头顶，尔后双掌心朝下，缓缓按于腹前，稍停，意想全身气血归向丹田，双手自然回归体侧缓缓收势结束。

六、经络拍打的经验与技巧

拍打要分轻重

双手应都能使用拍打，以便劳累时可替换。尤其是自我拍打时，有些部位只能用其中一只手才拍打到位，所以学会双手均能拍打是必要的。每次拍打时，开始手法宜轻，然后力量渐渐加重，到拍打快结束时，才可于某些重要经脉上进行重拍。拍打按用力轻重，可分为三种：

（1）轻拍法　拍打时用力较轻，多用于年老体弱、儿童及初次接受治疗的患者，或用于肌肉较薄（如关节处）部位和有重要脏器的部位。

（2）中拍法　用中等力量拍打，拍打时微有痛感为度，适用于一般人和大部分部位。

（3）重拍法　用力较重，不仅用腕力，而且要用前臂的力量进行拍打。拍打时有痛感，但应以能忍受为度。此法多用于体质壮实之人，或体质较好而病情顽固的复诊病员。拍打肌肉丰厚的骶部、臀部等部位时也可用重拍法。

拍打"出痧"

拍打后，在拍打部位有时会出现暗红色或是紫黑色的斑点或斑块，类似于刮痧后出现的情形，一般叫作"出痧"。

有的人一拍就出"痧"，有的人怎么拍也不出"痧"。有的人上次拍打不出"痧"，而这次拍打一拍就出"痧"。这和每个人的情况不同，还和拍打当时的身体状况有关，不必强求。

出"痧"是一处毛细血管破裂，血流外溢，皮肤局部形成瘀血斑的现象，不久"痧"即能自动吸收，形成一种新的刺激，能加强局部的新陈代谢，建立起新的血液循环。

"痧"一般数日之后都会消失。消失越快表示身体素质越好，抵抗能力越强。通常年轻人多在3日内消失，体质较好；中年人多在3～5日内消失，体质一般；老年人多在5～7日内消失，体质较差。

不出"痧"也属正常现象，因为拍打实践中常常见到有病就出痧，无病不出痧，病重出痧多、颜色深，病轻则出痧少且颜色淡。因此，同样力度的拍打，有的部位会出痧，而有的部位则不会，即使是增加力度拍打也不会出痧。

大部分情况是开始时很容易出痧，随后出痧越来越少。到后期身体基本痊愈时，不管再怎么拍打都不会再有出痧。也有经过一段时间后再拍打，又会出痧的现象。

同一部位如果痧未退，不要带痧拍打，待痧退后再进行拍打。

拍打后不要立即用冷水洗浴

拍打后拍打部位普遍发红，毛细血管充分扩张，有的还会出现细小的红点（一般称为"痧"）。此时立即用冷水洗浴，会刺激毛细血管收缩，不利于病变部位的修复。基于这个原则，拍打后提倡用热水、温水洗浴。如果是在夏季，室温下水的水温一般都达到20℃，这种情况下也可用常温下的水进行洗浴，不过最好拍打至少2～3个小时后洗浴才较为稳妥。

经络拍打的时间和频率

不同的人应采用不同的拍打时间和频率，应该把握的要点如下。

（1）一天的任何时候都可以拍打。

（2）身体健康者，单纯保健，每次可拍打头、肩、腋窝、肘、膝等处1～5分钟，每天1～2次，多次不限。

（3）亚健康者，某些部位功能不佳，除拍打以上保健部位外，可在病灶处加长拍打时间，一般每处拍打5～30分钟，每天1～2次，更多次不限。

（4）自感不适，或有明显病灶者，除拍打保健部位外，可重点拍打病灶处半小时以上。比如膝关节痛、肩周炎、颈椎病、头痛、失眠患者，可重点拍打双膝、双肘，拍打次数不限，但每天起码1～2次。

（5）有些患者，如肩不能举、腿不能走，或被医院诊断为心脏病、高血压病、糖尿病的患者，建议从头到脚拍打各个部位。拍双肘、双膝及其相应病灶部位可拍打1小时以上，每天1～3次，待病情缓解后再酌情减少拍打时间。

（6）通常拍打几次后再拍打不易出痧，但仍可定期拍打。无论出痧与否，拍打都可起到疏通经络，起保健、治疗的功效。

（7）拍打时间和频率没有绝对标准，因人而异。无论有无病情，出痧与否，都可每日进行拍打。可一次性完成拍打，也可分为几次进行。如果患者出现严重疲劳反应，可暂缓几日后再进行下次拍打。

七、经络拍打的注意事项

经络可运行气血、联系脏腑，拍打经络可有效的疏通经络，通畅气血运行。但进行拍打时要注意章法，不可胡乱拍打。

（1）患者选好体位后，全身放松，呼吸自然平和，精神集中。把注意力集中在拍打部位上。

（2）操作环境要保持空气流通清新，还要保持适宜的温度，不可太冷，也不可太热。冬天房间里要暖和，夏天房间里要凉爽。

（3）拍打时要衣着宽松舒适，厚薄适宜。衣服过紧或过宽松都会影响动作，过厚会减弱拍打的力度。

（4）拍打疗法在早、中、晚都可进行，最好在饭后1小时后进行。一般在过饥或过饱时都不要拍打。过饥时进行拍打，由于身体暂时欠缺营养，无法满足热量的消耗，易产生疲劳，造成器官功能下降。过饱时进行拍打，由于血液大量集中于胃肠，势必引起心、脑等重要器官的血缺氧；再者过饱时拍打易对胃肠系统形成过大压力而引起损伤。

（5）应注意拍打之前要排尽大小便。

（6）拍打力度要适中，拍打次数与密集程度要适中。

（7）拍打时要循序渐进，开始时力度要轻些，然后根据身体的适应情况逐渐增大，循序渐进。不可一上来就用力过猛，以免身体不能立即适应，造成损伤。

（8）对疼痛较敏感者，拍打时力度宜轻柔。

（9）拍打时应避风，以免风寒侵入引起疾病。

（10）遇心慌、心悸、发热等病症时，需暂停拍打。

（11）如出现烦躁不安、面色发白、冷汗、脉搏过快等反应，应立即停止拍打，可平卧并给治疗对象喝一些温热的糖水或盐水。

（12）拍打后可饮温水补充水分。

（13）拍打后洗浴要在3小时后，并要用热水，忌用凉水。

（14）对一些病情复杂的患者，除经络拍打疗法以外，应综合其他疗法治疗，以免延误病情。

八、经络拍打的适应证和禁忌证

适应证

经络拍打疗法在临床应用上十分广泛，可以用于内科、外科、妇科、儿科、五官科、皮肤科、特别是骨伤科等许多不同类型的疾病。病证涉及消化、循环、呼吸、运动、神经、血管、泌尿、生殖等诸多系统。

（1）内科疾病 如感冒、咳嗽、哮喘、支气管炎、肺气肿、肺炎、中暑、恶心、呕吐、呃逆、泻泄、痢疾、急性胃肠炎、消化不良、胃下垂、腹痛、便秘、高血压、冠心病、贫血、失眠、健忘、水肿等病症。

（2）外科疾病 落枕、颈椎病、肩周炎、网球肘、腰腿痛、急慢性扭伤及其他疼痛性疾病。

（3）妇科疾病　月经不调、痛经、经闭、崩漏、带下病、妊娠恶阻、乳缺、乳痈、产后腹痛、产后发热、围绝经期综合征等。

（4）男科疾病　肾虚、遗精、阳痿、前列腺炎等。

（5）儿科疾病　小儿发热、小儿惊风、小儿泄泻、小儿疳积、小儿支气管炎、小儿顿咳、百日咳、小儿疝气、小儿夜啼、小儿遗尿、小儿鹅口疮、口疮、营养不良等。

（6）五官科疾病　近视眼、青光眼、白内障、目赤肿痛、夜盲、针眼、眼睑下垂、耳鸣、耳聋、眩晕、鼻衄、鼻渊、慢性鼻炎、牙痛、咽炎、扁桃体炎等。

（7）其他　经络拍打疗法还被广泛应用于养生、保健、美容养颜、美体美发、减肥等方面。

禁忌证

尽管经络拍打疗法在临床上的应用十分广泛，但是与任何一种疗法一样也有它的局限性，拍打疗法的禁忌证有以下几种：

（1）凡危重病症，如重症心脏病、急性传染病等，在有可能时，应立即送医院观察、抢救治疗。在无条件的情况下可用本法急救，以争取更多的时间和治疗机会。

（2）骨折、脱臼未恢复者及皮肤有各种开放性创伤、局部烧伤、有出血性体质的人或患有拍打后可能引起出血的疾病。

（3）传染性皮肤病，如疖肿、痈疮、溃烂、湿疹、癣、脓肿、疮疹及各种恶性肿瘤引起的局部皮肤症状等。

（4）胃肠急性穿孔、急性阑尾炎、流行性乙型脑炎等。

（5）发热及高热患者，精神病患者等。

（6）年老体弱、空腹、过饱、妊娠妇女的腹部及腰部不宜拍打。

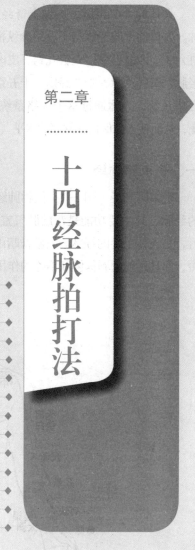

第二章

....

十四经脉拍打法

人体的十二经脉，再加上奇经八脉中的任脉和督脉，合称十四经脉。人体的十四经脉与十五络脉纵横交错，相互沟通，遍布全身，将五脏六腑、四肢百骸、五官九窍、皮肉筋骨等都紧密地联系在一起。十二经脉、奇经八脉、十二经别、十五络脉、十二经筋、十二皮部共同组成经络系统，人体通过这个经络系统，来控制人体、调节人体，达到平衡，从而使人体保持在健康的水平。因此十四经脉也是拍打运用的主体。

一、手太阴肺经

手太阴肺经（图2-1）简称肺经，是一条与呼吸系统关系最为密切的经脉。其主要功能是帮助肺气宣发和肃降，调理全身气血的正常运行，是人体重要的经脉。它就像晴雨表一样，能反映肺脏功能的正常与否，而且还能起到保健和治疗的作用。

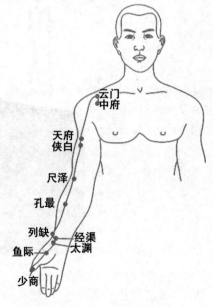

图2-1　手太阴肺经

经脉循行

手太阴肺经经脉循行于腹部中焦，向下与大肠联络。然后沿着胃的上口向上穿过膈肌入胸，归属于肺。由肺沿气管上行，继而横行出于胸部外上方，出腋窝下，经上肢内侧前缘下行，过肘窝入寸口上鱼际，直出于拇指桡侧少商穴。由前臂列缺穴分出的支脉，走向示指桡侧端端，与大肠经相接。

穴位分布

本经一侧11穴（左右两侧共22穴），2穴在胸上部，9穴分布在上肢掌面桡侧，首穴中府，末穴少商（图2-1）。

主治病证

拍打手太阴肺经，对咳喘、胸闷、肩背痛、手臂痛、头痛、眩晕、喉痛等症有一定的疗效。

拍打方法

取端坐位，一手臂自然平举，手掌心向上，手指自然微屈，另一手沿肺经走行——手臂内侧上缘，作往返的拍打操作，左右交替，反复操作8～10分钟（图2-2）。

该经从心走向手随着经行的方向施术是补，如从肩臂向手指方向进行操作可以补肺气，当身体容易乏力、肺活量不足等可采用补法进行操作；逆着经络的方向施术是泻，从手指向肩臂方向进行操作可以泻肺火，比如咽喉肿痛、口干舌燥等可以采用这种方法。

本手法操作简单，被操作部位比较舒适，起热较快，以该循行部位微微发热或皮肤颜色微微泛红为度，达到"得气"的效果。

本手法不仅能够起到保健肺脏的作用，同时对于肺循行部位上一些不适，经过长期的坚持，也能够起到治疗作用。另外，在操作的过程中，可以着重拍打经络上不适的部位，或者适当地延长操作时间。

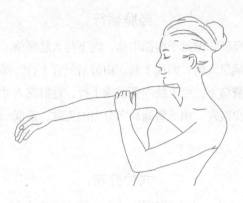

图 2-2　手太阴肺经拍打方法

二、手阳明大肠经

手阳明大肠经（图 2-3）可有效治疗肺脏和皮肤的疾病，它能帮助将肺脏不能及时排出的浊气通过大肠排泄出去，从而维护肺脏的健康；也能帮助人体把瘀积在体内的毒素清理干净，有效地防治皮肤病。

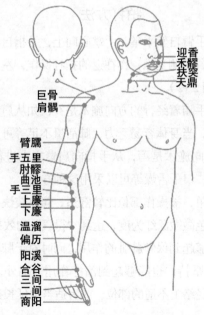

迎香
口髎
禾髎
扶突
天鼎
巨骨
肩髃
臂臑
手五里
肘髎
曲池
手三里
上廉
下廉
温溜
偏历
阳溪
合谷
三间
二间
商阳

图 2-3　手阳明大肠经

经脉循行

手阳明大肠经循行从手示指末端商阳穴（承接肺经）起，沿示指桡侧缘，出第一、二掌骨间，进入两筋之间，沿前臂桡侧进入肘外侧，经上臂外侧前缘，上肩，出肩峰前部，上行至颈部，与督脉椎穴交会后，再向下至缺盆（锁骨上窝）入胸，和肺脏联络，向下通过膈肌入腹，归属于本腑大肠。

由缺盆分出的支脉经颈部至面颊，进入下齿中，再出来夹口环唇，左右相交于人中穴后，止于对侧鼻孔旁迎香穴，并与胃经相接。

穴位分布

本经一侧20穴（左右两侧共40穴），3穴在颈肩部，15穴分布在上肢背面桡侧，首穴商阳，末穴迎香（图2-3）。

主治病证

拍打手阳明大肠经，对头痛、牙痛、发热、喉痛、手臂疼痛、口眼㖞斜、耳鸣、水肿、腹痛、高血压、偏瘫等症有一定的疗效。

拍打方法

取站立位，手臂自然弯曲放于胸前，掌心向胸，另一手以手掌沿着阳明经循行——臂部外侧上缘到肩部，实施掌拍，往返操作，左右手交替进行，反复操作8～10分钟，早晚各一次（图2-4）。

该经从手走向头，按照从手指向肩臂部的方向进行操作为补法，反之为泻法。在该经上的操作大多用泻法，因为"阳明常多气多血"，病变时易化火伤津，采用泻法操作可以去除该经之火气，达到润肠通便、排毒的功效。有时也可用补法操作，比如拉肚子，是由于大肠难以收摄所致，采用补法操作可以帮助大肠止泻。

使用掌拍法进行操作时，拍打至皮肤发热或皮肤微微潮红为度，此便为大肠经"得气"的迹象。在颈、面部的循行部位上进行操作手法宜轻。

可以着重拍打经络上感觉不适的部位，或者适当地延长操作时间。每天早起行一次手法，可起到保健大肠的作用。

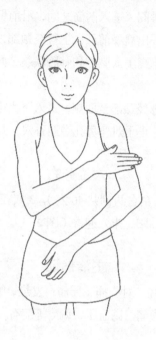

图 2-4　手阳明大肠经拍打方法

三、足阳明胃经

足阳明胃经（图 2-5）简称胃经，从头部开始，经脖子、胸、腹、下肢以至足趾末端。胃经是关于消化系统非常重要的经脉，当消化系统有障碍时，会出现疲劳、身体倦怠、缺乏元气、皮肤黑黄、嘴唇干裂、发声无力、精神不振、闷闷不乐、坐立难安等症状。脚部觉得虚弱、麻痹。出现以上所述的症状，拍打刺激位于胃经上的穴位，症状就会有显著的改善。

经脉循行

足阳明胃经循行部位起于鼻翼旁，夹鼻上行左右交会于鼻根部，旁行入目内眦，与足太阳膀胱经相交，向下沿鼻柱外侧进入上齿中，返回夹口环唇，经地仓穴至下唇交会于承浆穴，再向后沿下颌下缘至大迎，沿下颌角至颊车，上行至耳前，经足少阳经上关穴处，沿发际至额。

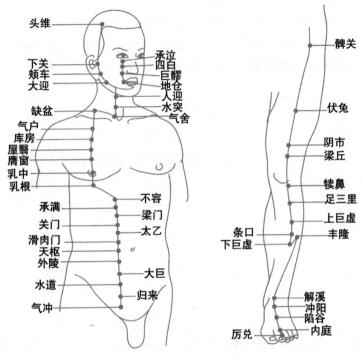

图 2-5　足阳明胃经

由大迎前分出支脉向下经颈部人迎穴，沿喉咙入缺盆，下膈肌入属于胃，联络于脾。

其直行经脉，从缺盆处沿乳房内侧下行，经脐旁至下腹气冲部，继而沿胫骨外侧前缘下行至足背，到第2足趾外侧端。

由膝下3寸部位分出的支脉下行，到足中趾外侧端。

由足背分出的支脉，沿足大趾内侧直行到末端。

穴位分布

本经一侧45穴（左右两侧共90穴），3穴在颈肩部，15穴分布在下肢前外侧面，30穴分布在腹部、胸部和头面部。首穴承泣，末穴厉兑（图2-5）。

主治病证

拍打足阳明胃经，对口眼㖞斜、目赤痛痒、流涎、牙痛、颊肿、面瘫、头痛、咽喉肿痛、喘息、气闷、腹泻、便秘、腹痛、月经不调、腰腿痛、下肢麻木、痿软无力、下肢瘫痪有一定的疗效。

拍打方法

取坐位屈膝（坐在瑜伽垫上），脚后跟与臀部在同一水平面上，双手分别放于胃经的两条循行线上，做上下往返推法数遍，每次操作8～10分钟（图2-6）。

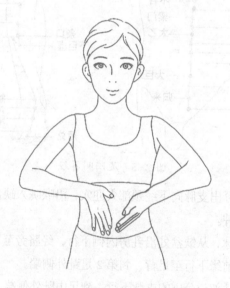

图2-6　足阳明胃经拍打方法

胃经的走行方向是从头走向足，顺着胃经的走向进行操作为补法，反之为泻法。补法适用于胃气虚的人，如饮食量少、食后胃中不适明显等；泻法适用于胃气实的人，如饭量较大，饭前胃中不舒服比较明显等。另外，腹胀时，着重对腹部胃经做向下的推法，有助于排出胃肠内的积气；腹泻时，在腹部胃经上作向上的推法以止泻。

对胃经做推法操作时，以胃经循行部位上的皮肤微红或者胃经循行部位上有热感为度，即为胃经"得气"。

推时，注意力度要适中，力度过小，力量不能渗透入经络内，达不到应有的效果；力度过大，容易造成不适。操作时，可以着重在不舒服的部位或者疼痛部位进行操作，适当增加力度或者延长操作时间。

四、足太阴脾经

脾脏，位于胃的左下，人体的左侧。中医所说的"脾"与西医所说的"脾"意义相差很大。中医认为，脾主统血、主运化。脾能够统摄全身的血液，使血液行其道——行于动、静脉血管内，而不致血液溢出脉管外；脾能够运化水谷精微，协助胃，促进胃的消化功能，并把食物消化后的精微化为气血津液输布到全身。脾脏功能失调，就会出现紫癜（血液溢出血管外）、血虚、腹胀、腹泻、营养不良、水肿等病症。

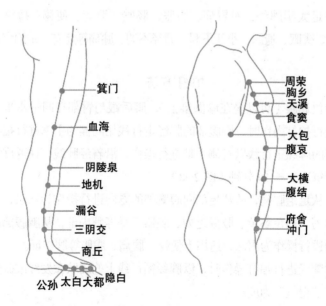

图 2-7 足太阴脾经

脾与胃通过经络相互联系，构成表里关系，脾经为里，胃经为表。脾经属于脾，能够协调脾的功能，主治脾脏以及脾功能失调引起的疾病。

经脉循行

足太阴脾经循行起始于足大趾末端赤白肉际处，经大趾后第 1 跖趾关节后上行至内踝前，继而沿小腿内侧胫骨后缘上行，至内踝上 8 寸处交于足厥阴经之前，再沿膝股部内侧前缘上行至腹部，归属于脾，并和胃联络。由胃分出的支脉上行，经过膈肌，夹咽喉两旁上行至舌根，散布于舌下。另一支脉从胃上膈，注于心中。

穴位分布

本经一侧 21 穴（左右两侧共 42 穴），11 穴分布在下肢内侧面，10 穴分布在腹部、侧胸部。首穴隐白，末穴大包（图 2-7）。

主治病证

拍打足太阴脾经，对胃痛、腹胀、肠鸣、泄泻、便秘、痔瘘、呕吐、痢疾、失眠、遗尿、小便不利、月经不调、膝痛等症有一定的疗效。

拍打方法

取坐位屈膝（可以坐在瑜伽垫上），脚后跟与臀部在同一水平位，对脾经进行拍打操作时，胸腹部的脾经走行线用同侧的手掌进行拍打操作，腿部的脾经走行线以对侧手掌进行操作，沿着经脉线，往返反复操作，一般每次 8 ~ 10 分钟（图 2-8）。

脾经从足走腹胸，故从足部向腹胸部的方向进行操作为补法，适用于经常腹泻、面色萎黄、肢倦乏力、脏器下垂等脾虚证；从胸腹部向足部的方向进行操作为泻法，适用于便秘、腹痛、腹胀等脾实证。

在对脾经进行拍打操作时，以脾经循行线上的皮肤微发红或微热，即以脾经"得气"为度。

在进行拍打操作时，要集中注意力，用身体发力，通过手掌作用于被操作部位，使力量渗透入肌肉层。可以着重拍打经络上感觉不适的部位，并适当地延长操作时间。

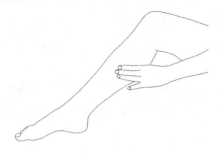

图 2-8　足太阴脾经拍打方法

五、手少阴心经

心主血脉，心藏神，如果心脏出现了问题，会表现为血脉运行不畅，胸痛和神志出现异常。手少阴心经循行从腋窝顶点沿着臂部内侧的后缘走向小指内侧，在其直行支脉上进行拍打，可以促进心经气血津液的运行，对于一些心脏病能收到很好地预防和治疗效果。

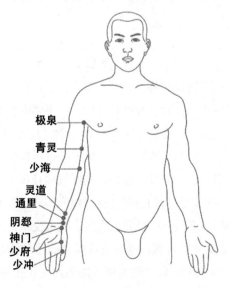

极泉
青灵
少海
灵道
通里
阴郄
神门
少府
少冲

图 2-9　手少阴心经

经脉循行

手少阴心经循行始于心中，出属于心系（心与其他脏器相连的组织），下行经过膈肌，与小肠相连络。

从心系分出的支脉，沿食管和咽上行至颅内，联系目系（眼球连接与脑的组织）。

另一支脉从心系上行到肺脏，然后斜向下行至腋窝，继则沿着上臂的内侧后缘到达肘窝后沿前臂内侧后缘至掌后豌豆骨部，止于手小指端桡侧末端。

穴位分布

本经一侧9穴（左右两侧共18穴），1穴分布在腋窝部，8穴分布在上肢掌侧面的尺侧。首穴极泉，末穴少冲（图2-9）。

主治病证

拍打手少阴心经，对胸闷胁痛、臂肘冷麻、肘关节痛、手颤、肘挛、心悸怔忡、头晕、咽痛、舌强不语、心痛、惊悸、失眠、健忘等症有一定的疗效。

拍打方法

取端坐位，一手臂自然伸直，掌心向上，手指自然弯曲，另一手拇指在上，其余四指在下，对心经循行部位——手臂内侧的后缘，作往返的拿法操作，左右交替，反复操作8～10分钟（图2-10）。

该经从胸走手，故而从腋窝向手指的方向进行操作为补法，主要适用于心气虚的患者，比如心悸、怔忡、动则气喘且喘息微弱，有时伴有胸痛隐隐等；从手指向腋窝的方向进行操作为泻法，主要适用于心气实的患者，比如心悸、胸闷气喘且喘息气粗、胸痛较剧等。

拿法的力度要拿捏得当，以舒适或微有痛感而能忍受为度，宜以心经循行部位上的肌肉明显变软或微微发热为度，此为"得气"。在用拿法时，要保持心无杂念，最好能够闭眼操作——闭目以养神，以达到心身通调的效果。

　　进行拿法操作时，若发现某些部位的酸麻胀痛感较其他部位相比明显更强，可以加重力度或者延长在该部位施用手法的时间。痛点多是病灶点，是疾病在经脉线的反应点，对痛点进行手法操作，不但能达到缓解疼痛的作用，还能调节该经的虚实。

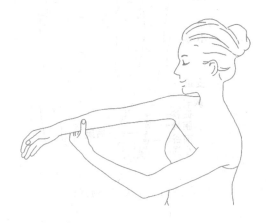

图 2-10　手少阴心经拍打方法

六、手太阳小肠经

　　小肠在人体中起到泌别清浊的作用。经过消化的食糜精微与残渣混杂，到达小肠后，小肠将食物残渣下送至大肠，将精微物质和水分吸收，再经脾的传输和肺的宣发肃降输布全身，以营养各个脏腑器官。因此，中医有"小肠主液"之说，这是因为小肠泌别清浊，参与了人体的水液代谢过程。小肠的生理功能决定了小肠经的治疗范围，与"液"有关的疾病，可先从小肠经来寻找解决办法。

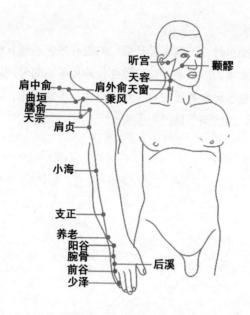

图 2-11　手太阳小肠经

经脉循行

手太阳小肠经循行始于手小指尺侧端，沿手尺侧至腕部，出尺骨头后直上沿前臂外侧后缘，经尺骨鹰嘴与肱骨外上髁之间，沿上臂外侧后缘到达肩关节，绕行肩胛部交会于大椎，向下进入缺盆部，与心脏联络，继而沿着食管下行，通过膈肌进入腹腔，抵达胃部，归属于小肠。

从缺盆分出的支脉，沿着颈部上行，经面颊至外眦，向后进入耳中。

另一支脉从颊部分出，上行至眼眶下，抵鼻旁，至目内眦，斜行络于颧骨部。

穴位分布

本经一侧19穴（左右两侧共38穴），4穴分布在头颈部，7穴分布在肩背部，8穴分布在上肢外侧面的后缘。首穴少泽，末穴听宫（图2-11）。

主治病证

拍打对发热、中风昏迷、乳少、咽喉肿痛、头顶强痛、耳聋、咽痛、齿痛、目翳、肘臂挛痛、头痛、肩臂痛、腕痛、手指痉挛、黄疸、热病、目视不明、肩臂腰痛、上肢瘫痪等症有一定的疗效。

拍打方法

取端坐位，手臂弯曲放于胸前，掌心向胸，另一手用捏法沿着小肠经——手臂外侧后缘，进行操作，往返操作，双手交替进行，每次反复操作 8 ～ 10 分钟（图 2-12）。

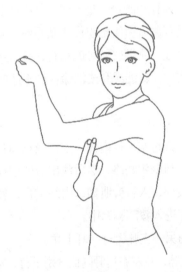

图 2-12 手太阳小肠经拍打方法

对小肠经进行操作时，从手向臂部的操作为补法，适用于小肠经气虚证，诸如耳鸣如蝉、牙齿隐隐作痛、眼睛干涩等，这些症状为小肠经气虚，小肠津液不能濡养头面部器官所致；反之，从臂部向手的操作方向为泻法，适用于小肠经气实证，如耳内暴鸣、咽喉疼痛难忍等，这些症状为小肠经气实，经火上炎所致。

对小肠经的捏法操作，要注意"得气"的感觉，捏时，要排除一切干扰，心无杂念，细心体会小肠经上的感觉。通常以小肠经上的肌肉变得松软，或者循行部位上有热感为度。

在操作过程中，在疼痛不适的部位增强手法力度，以稍感疼痛而能忍受为佳，并可以适当延长操作时间。在肩背部等不方便自己操作的部位，可请他人帮助操作或用按摩锤进行捶打。按摩锤由于其杠杆作用的原理，使用时是一种既省力又容易达到所需力度的有效工具，按摩锤进行敲打时以微有疼痛感但容易忍受为佳。长期坚持对小肠经的保健，可维护消化系统的健康。

七、足太阳膀胱经

足太阳膀胱经，简称膀胱经，是十四经络中最长的一条经脉，也是穴位最多的经脉，其经腧穴可主治泌尿生殖系统、呼吸系统、消化系统及循行所过部位的病症。掌握膀胱经的循行，并且经常按摩、拍打膀胱经循行所过部位的穴位，就能缓和或消除各种不适感。

经脉循行

足太阳膀胱经循行起始于目内侧，上行经额与督脉交会于头顶。其直行经脉深入颅内，与脑相联络，然后浅出沿枕项部下行，沿着肩胛内侧脊柱两旁下行至腰部，入脊旁肌肉，内络于肾，属于膀胱。一支脉夹脊旁下行，通过臀部进入膝部腘窝中。

从头顶部分出的另一支脉，行向耳上角。

从项部分出的支脉，从左右肩胛内侧分别下行，穿过脊旁肌肉，经过髀枢（髋关节），沿着大腿外侧后缘下行，与直行经脉会合于腘窝，再下行通过腓肠肌，出于外踝后方，沿第5跖骨粗隆，止于足小趾外侧末端。

从腰部分出的支脉，夹脊旁，通过臀部进入腘窝中。

穴位分布

本经一侧67穴（左右两侧共134穴），49穴分布在头面部、颈部、背腰部，18穴分布在下肢后面的正中线和足的外侧部。首穴睛明，末穴至阴（图2-13）。

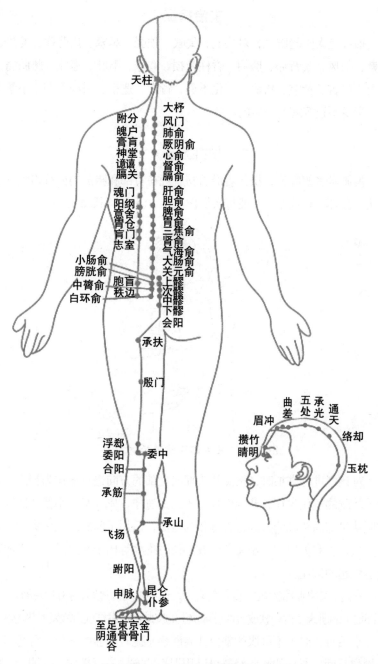

图 2-13　足太阳膀胱经

主治病证

拍打足太阳膀胱经，对头痛、失眠、项强、鼻塞、肩背痛、发热、咳嗽、伤风、腰背痛、胸闷、脊柱劳损、心悸、呕吐、盗汗、胁肋痛、肝炎、口苦、黄疸、胃病、消化不良、肾虚、遗精、月经不调、小便不利、半身不遂等病有一定的疗效。

拍打方法

被施术者俯卧位，操作者沿着膀胱经在背部和腿部的循行路线行掌拍法，循环往复操作，一般每次操作 8 ~ 10 分钟（图2-14）。

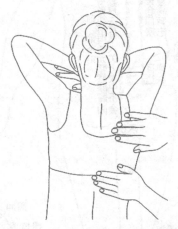

图 2-14　足太阳膀胱经拍打方法

对该经进行掌拍时，按照从头部向足部的方向进行操作为补法，适用于膀胱的气化失司，开合失权，不约如遗尿、尿失禁、小便频数等。按照从足部向头部的方向进行操作为泻法，适用于膀胱的气化失司，开合失权，不利如尿闭、小便黄赤或小便时疼痛等由于约束过度或者尿路炎症引起的病症。

在进行掌拍膀胱经时，要均匀有力，但不可用力过猛，拍打致膀胱经循行部位上的肌肉变得松软或者循行部位上的皮肤微微发红或微微发发热为度。

掌拍时，对于不舒服的部位或者酸痛感比较明显的部位，可适当延长操作时间。背部的膀胱经还可以用捏脊的方法进行操作——即示、中指在前，拇指在后，提捏起脊柱两侧的肌肉，三捏一提，按照从腰骶部向颈项部的方向，进行操作，一般操作 3 ~ 5 遍。头部的膀胱循行部位可采用循环往复的抹法进行操作。由于膀胱循行部位很长，应当根据操作部位的具体情况，选择便于操作的手法进行操作。

八、足少阴肾经

中医认为肾脏是人体最重要的脏器之一，有"先天之本"之称。肾的主要生理功能是藏精，这是推动人体生命活动的基本物质。肾经的气血运行通畅与否直接关系到肾藏精的功能，同时也影响脏腑的阴阳。经常按摩肾经，使经脉气血通畅，可有效的提高生活质量，健康长寿。

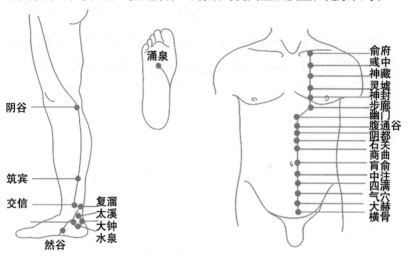

图 2-15　足少阴肾经

经脉循行

足少阴肾经循行起始于足小趾下面（承接膀胱经），出于足内侧缘然谷（舟骨结节）之下，经足内踝之后，沿小腿内侧上行，经腘窝内侧沿大腿内侧后缘上行，穿过脊柱，归属于肾脏，与膀胱相联络。

由肾脏上行的支脉，经过肝脏和膈肌至胸腔，入肺，沿喉咙，夹舌根。

另一支脉从肺脏分出，与心脏相联络，并注入于胸中。

穴位分布

本经一侧27穴（左右两侧共54个穴），10个穴分布在足、下肢内侧后缘，17个穴分布在胸腹部（图2-15）。

主治病证

拍打足少阴肾经，对头痛、项强、腰腿痛、膝痛、脚痉挛、偏头痛、高血压、小儿发热、喉痛、齿痛、不寐、遗精、阳痿、月经不调、腰脊强痛、足跟痛、气喘、咯血、痛经、小便不利、泄泻、便秘、睾丸肿痛、癫狂、足胫痛等病有一定的疗效。

拍打方法

取坐位屈膝（可坐在瑜伽垫上），脚后跟与臀部在同一水平，沿着肾经的经络循行进行掌按法操作，双手分别掌按对侧的肾经循行部位，交替进行，往返操作，一般每次反复操作8 ~ 10分钟（图2-16）。

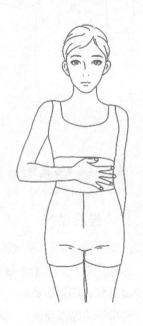

图 2-16　足少阴肾经拍打方法

顺着肾经的走行——从足走向腹胸部的方向操作为补法，适用于肾气虚证，如腰膝酸软日久、下肢怕冷、小便清长、女性宫寒不孕、男性不育诸症；反之，逆着肾经的循行进行操作为泻法。临床中对肾经进行补法操作的较多，采用泻法操作的较少。

进行掌按法操作时，以肾经经络线上皮肤微热或肌肉变得松软为度——即"得气"。

对于不舒服的部位或者操作时发现的痛点可着重进行掌按，还可以加大力度，以稍感疼痛但能够忍受为度，或者延长操作时间，以达到对局部的治疗作用。

九、手厥阴心包经

手厥阴心包经，简称心包经。心包是心脏的外围组织，具有保护心脏的作用。《灵枢·邪客》篇："心者，五脏六腑之大主也，精神之所舍也，其脏坚固，邪弗能容也。容之则心伤，心伤则神去，神去则死矣。故诸邪之在于心者，皆在于心之包络，包络者，心主之脉也，故独无腧焉。"所以治疗心脏疾病，从心包入手方为得法。

经脉循行

手厥阴心包经又名手心主脉，经脉循行始于胸中，浅出归属于心包络，下行经过膈肌自胸、腹、盆腔三部分依次与上焦、中焦、下焦相联络。

一支脉沿着胸壁出于胁肋，由腋下三寸处上行至腋窝，继而沿着上臂内侧下行于肺经和心经之间，进入肘中后，下到前臂，沿两筋之间（掌长肌腱与桡侧腕屈肌腱），进入掌中，循行至中指末端。

从手掌中分出的支脉，沿无名指行至指端。

穴位分布

本经一侧9穴（左右两侧共18穴),8个穴位分布在上肢内侧中间，1个穴位分布在前胸部（图2-17）。

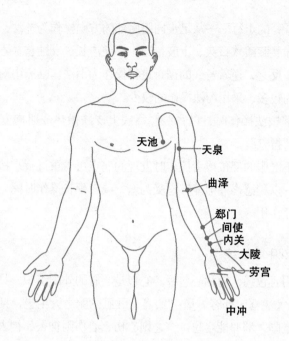

图 2-17　手厥阴心包经

主治病证

拍打手厥阴心包经，对心痛、心悸、呕吐、胃痛、精神失常、癫痫、胸胁痛、颤抖等病有一定的治疗效果。

拍打方法

取端坐位，手臂自然的放于桌上，掌心向上，手指自然微屈，另一手握拳，沿心包经循行部位反复进行敲打。

操作时，从胸部经腋下向手指的顺序进行操作为补，适合于心悸气短、易受惊吓的心气虚证的患者；从手指向上经腋下到胸部的操作顺序为泻法，适合于胸痛、喘息气粗等心气实的患者。

在施用该类手法时，要保持心无杂念，专心致志于身体的受力部位。一般情况下，左右交替，往返敲打 8～10 分钟，早晚各一次（图2-18）。

使用拳打经络类的手法对该经进行操作时，可以在疼痛的部位着重进行操作。中医学认为疼痛的原因有"虚""实"两种，"虚"为气血津液等营养物质不能濡养局部所致，"实"为气血津液积聚于局部不得流通造成拥堵而导致了疼痛。

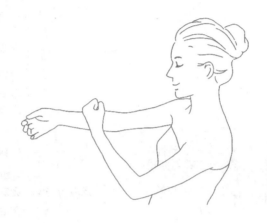

图 2-18　手厥阴心包经拍打方法

十、手少阳三焦经

中医将三焦作为六腑之一，"腑"指空心的容器。《难经》中说："三焦者，原气之别使也。主通行诸气，经历五脏六腑。"

经脉循行

手少阳三焦经循行始于无名指尺侧末端，经小指和无名指之间、手腕背侧，经前臂外侧，沿两骨（桡骨与尺骨）之间上行过肘尖，沿上臂外侧上行至肩部，与胆经相交后，进入缺盆分布于胸中，与心包相联络，继而下行通过膈肌，从胸至腹依次归属于上焦、中焦和下焦。

由胸中分出的支脉，进入缺盆上行经颈项旁，经耳后直上出于耳上方，下行至面颊部，止于眶下。

从耳后分出的支脉，向前行，进入耳中，出于耳前方，经过客主人（上关穴）、面颊到达目外眦。

穴位分布

本经一侧23个穴（左右两侧共46个穴），13个穴分布在上肢背面，10个穴分布在肩、颈、侧头部。首穴关冲，末穴丝竹空（图2-19）。

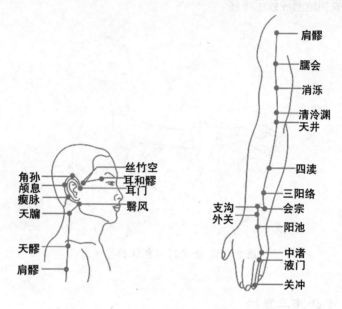

图 2-19　手少阳三焦经

主治病证

拍打手少阳三焦经，对治疗偏头痛、肘臂痛、腕痛、疟疾、消渴、耳聋、伸屈不利、癫痫有一定的作用。

拍打方法

手臂弯曲，掌心向着头面部，另一手沿着三焦经的循行部位——手臂外侧面正中，做往返擦法数遍，左右手交替进行，反复操作 8 ~ 10 分钟，早晚各一次（图2-20）。

对该经进行操作是从手指向头面方向的操作为补，反之为泻。三焦主气化，即三焦通过气化功能推动各个脏腑组织器官功能的正常运行。

擦法通过摩擦起热的作用，产热后增强三焦的气化功能，从而达到预防三焦气化功能失调，对各脏腑组织器官起到保健的作用。

进行擦法操作时，以三焦循行部位上的皮肤微微发红或者微微发热为度，即"得气"的表象。

在进行擦法操作时，在三焦经不舒服的位置可以着重进行操作并适当延长操作时间，注意不可擦破皮肤。对头面部的三焦循行部位进行擦法操作时，示指在耳后，中指在耳前夹着耳根来回进行擦法，以发热为度。

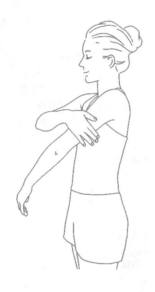

图 2-20　手少阳三焦经拍打方法

十一、足少阳胆经

足少阳胆经简称胆经，少阳为阳气初生的经络，多用于治疗发热病。

经脉循行

足少阳胆经循行始于目外侧，上行至头额角，下行至耳后，沿着

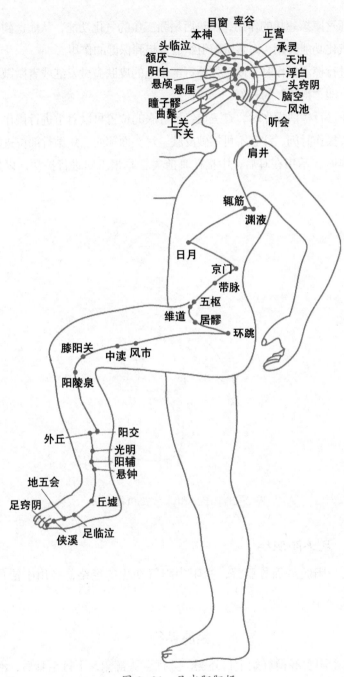

图 2-21 足少阳胆经

颈部行至肩上，和三焦经相交（向后借助于支脉交会于督脉大椎穴），下行至缺盆，经腋部、侧胸部、胁肋部行至髋关节部，再向下沿大腿外侧、膝外侧下行至腓骨之前，经外踝之前沿足背外侧行进入第4趾外侧。

从耳后分出的支脉，进入耳中，由耳前出，至目外眦后方。

从外眦部分出支脉下行经大迎穴，会合手少阳经到达目眶下，经颊车后沿颈部下行至缺盆，与前脉相会合。

由足背分出的支脉，沿第1、2跖骨间出于大趾端，穿过趾甲，分布于趾背丛毛部。

穴位分布

本经一侧44个穴（左右两侧共88个穴），其中15个穴分布于下肢的外侧面，29个穴在臀、侧胸、侧头部。首穴瞳子髎，末穴足窍阴（图2-21）。

主治病证

拍打足少阳胆经，对治疗偏头痛、感冒、项强、肩背痛、手臂上举不便、腰腿痛、髋关节酸痛、骶髋关节炎、肤痛痿痹、目痛、夜盲、乳胀等有一定的作用。

拍打方法

取屈膝坐位（可以坐在瑜伽垫上），脚后跟与臀部在同一水平位，双手分别敲打胸腹部两侧及腿部两侧的胆经循行部位，往返敲打，反复操作（图2-22）。

该经走行方向是从头走向足，故从头部向足部的方向进行敲打为补法，反之为泻法。补法适用于胆气虚证，如夜间睡觉受惊吓容易惊醒等；泻法适用于胆气不利诸症，如口苦、泛吐酸水等。一般情况下，沿胆经做往返操作，起到平补平泻的作用。

在进行拳击法操作时，用力要适度，不可过猛，尤其是胸腹部两侧的胆经循行，以免造成不适。腿部的胆经循行可适当用力，操作至胆经经络线上的肌肉变得较为松软或皮肤微发热或微红为度，即"得气"即止。

拳击时，如果有些部位出现酸麻胀痛的感觉时，可以对该部位进行着重敲打，并可适当延长操作的时间，以达到疏通局部经络、畅通气血的作用。对头面部的胆经循行部位进行操作时，建议采用擦法操作——示指在耳后，中指在耳前夹住耳根来回做擦法，以发热为度。

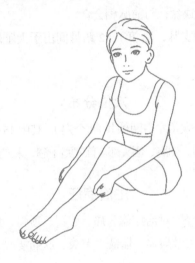

图 2-22　足少阳胆经拍打方法

十二、足厥阴肝经

足厥阴肝经，简称肝经。肝经可以治疗本经病变，而肝为血海，足厥阴肝经又与冲任二脉相通，而隶属于肝。因此肝经还可通过维持疏泄功能正常，使足厥阴经之气调畅，而助冲任二脉，使任脉通利，太冲脉盛，月经应时而下的效果，从而起到治疗妇科病证的作用。

经脉循行

足厥阴肝经起于足大趾丛毛部，沿足背经过内踝前上行，至内踝上8寸处交出于足太阴脾经的之后，上行经过腘窝内缘，沿大腿内侧上入阴毛中，环绕过生殖器；再上行至小腹，夹胃，属于肝脏，联络胆；向上通过横膈，分布于胁肋部；继续上行沿喉咙之后，向上进入鼻咽部，连接目系，向上经前额到达巅顶与督脉交会。

从目系分出的支脉，从目系沿面颊下行，环绕口唇之内。

另一从肝部分出的支脉，从肝分出，穿过横膈，向上流注于肺。

穴位分布

本经一侧14个穴（左右两侧共28个穴），2个穴在胸胁部，12个穴分布在下肢。首穴大敦，末穴期门（图2-23）。

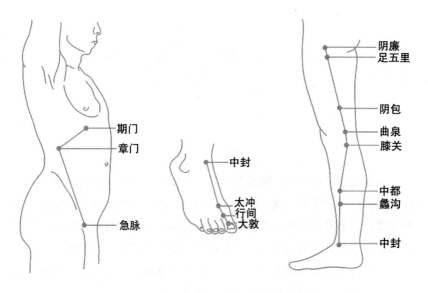

图 2-23 足厥阴肝经

主治病证

拍打足厥阴肝经，对治疗头痛、眩晕、高血压、小儿惊风、小便不利、月经不调、腹痛、泄泻、疝气、崩漏、恶露不尽、胸闷、胸肋痛有一定的效果。

拍打方法

取坐位屈膝（可以坐在瑜伽垫上），脚后跟与臀部在同一水平位，沿着肝经的经络线进行掌揉法操作，在胸腹部的肝经循行用同侧的手掌进行揉法操作，腿部的肝经循行以对侧手掌进行操作，沿着经脉线，循环往复进行掌揉，一般每次8～10分钟，早晚各一次（图2-24）。

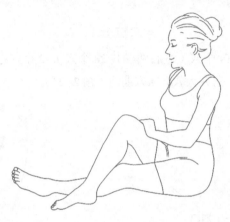

图2-24 足厥阴肝经拍打方法

对肝经进行操作时，顺着肝经的走行方向——从足部向胸腹部的方向为补法，适合于肝气虚证，如爱生闷气、视物不清、女性月经量少而色淡等；逆着肝经的走行方向——从胸腹部向足部的方向为泻法，适用于肝火旺盛的人，如易发怒、目赤肿痛、女性月经量多且色暗等。

对肝经进行掌揉法操作时，以肝经的经络线上的肌肉变得柔软或循行部位上皮肤微红或微热为度，"得气"即止。

在进行揉法操作时，可以根据疼痛点或者不舒适的部位，着重进行掌揉法操作，即中医学认为"以痛为俞"的意思。

十三、任脉

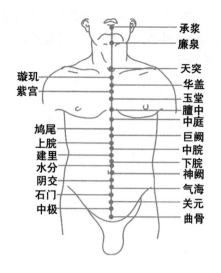

图 2-25　任脉

任脉属于奇经八脉，有"阴脉之海"之称，主调阴经气血，有治疗循行部位相关病症的作用。

经脉循行

任脉起于小腹内胞宫，下出会阴部，经阴毛部，沿腹部正中线向上经过关元穴，到达咽喉部，再上行到达唇下，左右分行，环绕口唇，交会于督脉之龈交穴，再分别通过鼻翼两旁，上至眼眶下，与目联系。

穴位分布

本经共 24 个穴，分布在面、颈、胸、腹前正中在线。首穴会阴，末穴承浆（图 2-25）。

主治病证

拍打任脉，对治疗胸胁痛、腹痛、痛经、泄泻、遗尿、胃痛、腹胀、消化不良、心胸痛、反胃、癫痫、胸闷胸痛、咯痰不畅有一定的作用。

拍打方法

取仰卧位或站位均可，用大鱼际着力，其余四指并拢，沿着腹前部正中线即任脉一线做往返直线快速推动。双手交替，反复操作，每次8 ~ 10分钟，早晚各一次（图2-26）。

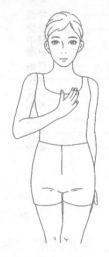

图 2-26　任脉拍打方法

任脉的走行方向是从小腹部下方，沿着腹部正中线向上走行至下巴正中。所以沿着任脉走行方向——从下腹部向上进行操作为补法，反之为泻法。本经上有膀胱、小肠、三焦、胃、心以及心包的募穴，还有些穴位具有强壮作用，治症较杂，对该经的操作多以平补平泻的手法为主，即沿着任脉走行做往返操作。

对任脉做推法时，仍以"得气"为度，即操作至循行部位上的皮肤微红或者微热即止。

对任脉进行操作时，对于痛点以及有疾患的部位或者临近部位，可着重进行手法操作，并适当延长操作时间，行推法时需注意不要伤及皮肤。

十四、督脉

督脉属于奇经八脉，有"阳脉之海"之称，总督一身阳经，主调阳经气血，有治疗循行部位相关病症的作用。

经脉循行

督脉起于小腹内胞宫，下出会阴部。向后行于腰背正中至尾骶部的长强穴，沿脊柱上行，经项后部至风府穴，进入脑内，沿头部正中线，上行至巅顶百会穴，经前额下行鼻柱至鼻尖的素髎穴，过人中，至上齿正中的龈交穴。

穴位分布

本经共28个穴，分布在头、面、项、背、腰、骶部后正中在线。首穴长强，末穴龈交（图2-27）。

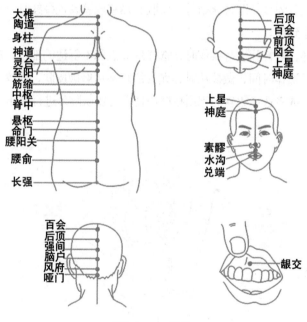

图 2-27　督脉

主治病证

拍打督脉，对口眼㖞斜、牙痛、腹泻、便秘、脱肛、腰脊疼痛、感冒、发热、落枕、头痛项强、昏厥、高血压、脱肛、惊风等病有一定的治疗作用。

拍打方法

被操作者取俯卧位，操作者沿着背部正中线——以脊柱为标志，做往返擦法。早晚各一次，每次操作8～10分钟（图2-28）。

督脉的走行方向是，从尾骨部向上沿着背部正中线走行，绕行头部正中后，走向鼻、口唇正中。从骶尾部向上进行操作为补法，反之为泻法。补法适合于阳气虚证，如怕冷、经常手脚冰凉等症。泻法适合于阳气过剩诸症，如身热躁烦、多动等症。

对该经进行擦法操作时，由于擦法主要是起到"温通"的作用，即经络变得温暖了，自然经水流动顺畅，从而达到通经活络的目的。以督脉"得气"为度，即督脉循行上皮肤有热感或者颜色微红时，说明手法已经操作到位。

同样，对督脉进行操作时，选择疼痛点和不舒适的部位，加大力度或者延长操作时间，做擦法时，尤其注意不可磨破皮肤，建议用精油作为介质，或者选择柔软的棉质按摩巾使手与皮肤隔开进行操作。

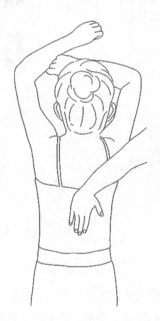

图 2-28　督脉拍打方法

第三章

··········

经络拍打的部位

经络拍打实施的部位非常广泛，不同的部位，拍打时产生的效果各不一样。这些部位之间又通过经络互相联系，从而达到局部与整体的统一。当然，人们也可以随意拍打全身任何部位，有病灶的部位看作阿是穴拍打。下面分别介绍各个部位的拍打，拍打的功效和拍打要点。

一、全身拍打

全身拍打是指拍打全身每一个部位，即把全身的侧面、正面、背面从上到下，再从下到上做一次整体性的拍打。全身拍打，使十二条正经、奇经八脉条条畅通，全身经络处于通畅状态。有助于促进血液循环，对全身酸痛、腰酸背痛、手足酸软、麻木者，效果尤其显著。

每晚临睡前拍打全身，有很好的助眠作用。如果早晨起床后也做一次全身拍打，助眠的效果更好。拍打时间以 20 分钟到半小时效果较好。在拍打时间的分配上，各个部位基本相差不多。但在实际应用上，可针对自己的身体情况，对某一个或某几个部位重点拍打。力度上可稍加大，时间上可稍延长。

两侧拍打

操作步骤：

（1）双手从身体两侧缓缓举至头顶，五指并拢、微屈，一上一下地拍打百会穴 20 次。（图 3-1）。用力的大小要根据自己的身体条件、头部的承受能力来确定。

（2）从头顶拍打至颈椎两侧（图 3-2）。

（3）沿着耳后、颈肩部、肩部、腋下的顺序继续拍打两侧（图 3-3）。

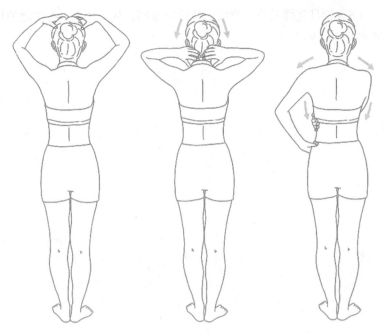

图 3-1　两侧拍打 1　　图 3-2　两侧拍打 2　　图 3-3　两侧拍打 3

（4）往下顺势变掌拍打肋部、腰部、大腿、膝关节、小腿、踝关节（图 3-4）。

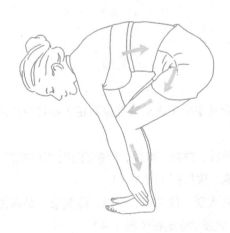

图 3-4　两侧拍打 4

（5）拍打完踝关节部位后，按原路返回，从下往上，缓缓地拍打至颈椎两侧（图3-5）。

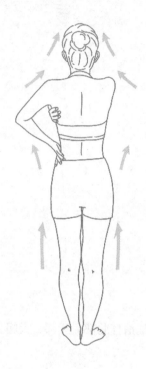

图 3-5　两侧拍打 5

正面拍打

操作步骤：

（1）用手指或手掌（视拍打部位而定）拍打身体的正面，从头顶开始（图3-6）。

（2）沿着前额、两颧、双颊、脖颈的顺序继续拍打（图3-7）。

（3）再向胸、腹拍打（图3-8）。

（4）最后向大腿、膝关节、小腿、踝关节、足面进行拍打，然后再照原路返回，完成动作流程（图3-9）。

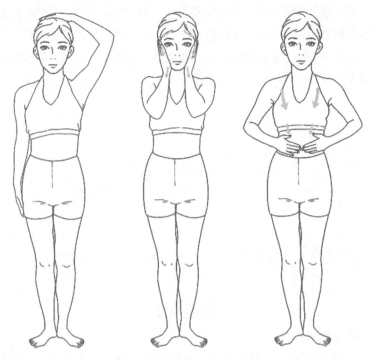

图 3-6　正面拍打 1　图 3-7　正面拍打 2　图 3-8　正面拍打 3

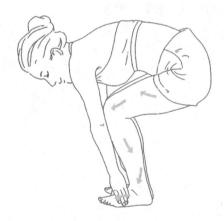

图 3-9　正面拍打 4

拍打膝关节时，用手掌包住膝关节，拍打时手掌与膝关节的接触面积越大越好（图 3-10）。在拍打腹部时，需先稍微用力紧绷腹肌，否则容易使内脏受伤。拍打时重点拍打腹部关元穴部位，可起到最强的保健作用（图 3-11）。

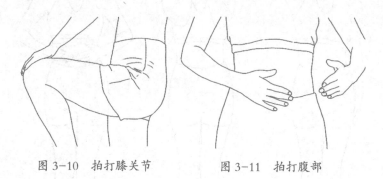

图 3-10　拍打膝关节　　　　图 3-11　拍打腹部

背面拍打

操作步骤：

（1）用手指或手掌（视拍打部位而定）拍打身体的背面，从头顶开始（图 3-12）。

（2）向后拍打后头、脖颈（图 3-13）。

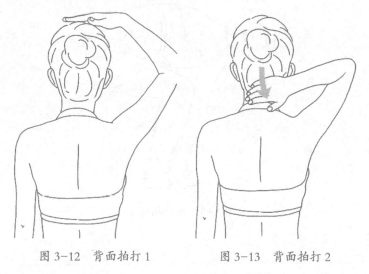

图 3-12　背面拍打 1　　　　图 3-13　背面拍打 2

（3）再拍打后背（图 3-14）。

（4）拍打腰部、臀部（图 3-15）。

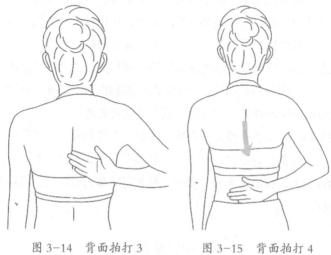

图 3-14　背面拍打 3　　　　图 3-15　背面拍打 4

（5）最后依次拍打大腿、腘窝、小腿、踝关节（图 3-16）。

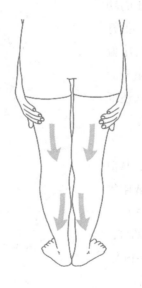

图 3-16　背面拍打 5

二、头面部拍打

头面部由于解剖结构比较特殊，对震动、疼痛的感觉比较灵敏，因此拍打时一般多用手指。面积较大一些的部位，可四指并拢，以腕关节带动四指进行拍打。面积稍小一些的部位，可用示指和中指并拢进行拍打。至于头顶部位，则可用手掌掌心部位进行拍打。

头部拍打可以刺激大脑的深层细胞和神经元，大大提高反应灵敏度和记忆力，增强脑神经功能，还能同时畅通脑血管。头部拍打可以达到消除大脑疲劳感的效果，尤其适合脑力劳动者来使用。

面部拍打对皮肤有极大的益处，能促进毛孔的收缩，紧致皮肤。一般而言，面部拍打时用力宜小，尤其是眼眶周围，不可猛拍。头部拍打时用力可稍大，特别是头顶。如用手掌拍打时嫌力量不足，可用掌跟处进行拍打。

拍打头部

头顶部有百会穴，由于百会穴具有调节血压的作用，因此拍打百会穴有很好的调节血压的功效。平时血压偏高者，拍打以后血压下降；平时血压偏低者，拍打以后血压上升。除此之外，拍打百会穴还能有效防治脑动脉硬化症。

操作步骤：

（1）站立或坐立，从前到后，两手同时用轻或中等力度拍打头部（图3-17）。

（2）再从后至前拍打，反复100~200下(图3-18)。

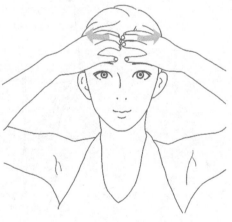

图3-17　拍打头部1

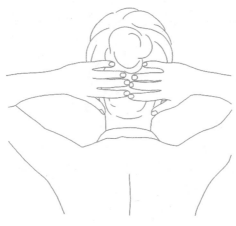

图 3-18　拍打头部 2

拍打颈部

为大脑供给血液的多条主要血管都经过颈部到达大脑。拍打颈部可促使血管扩张，从而改善大脑供血不足的状况。拍打时要注意拍打的力度，不可太轻，也不宜过重，频率不必太快。

操作步骤：

（1）站立或坐立，双目平视前方，全身放松，呼吸自然，沉肩坠肘，举起双臂拍打后颈部（图3-19）。

（2）逐渐向上拍打，一直拍到前额部，再从前额部向后拍打，直到后颈部。如此反复 5 ～ 8 次（图 3-20）。

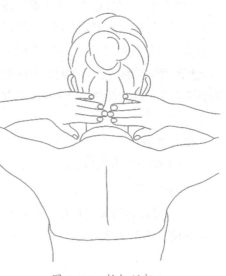

图 3-19　拍打颈部 1

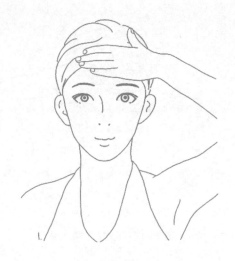

图 3-20　拍打颈部 2

指拍鼻翼

指拍鼻梁可刺激肺经，中医说"肺主皮毛""肺主呼吸"。肺气的强弱与"卫气"的关系十分密切，"卫气"即"卫外之气"，即西医所说的免疫力。肺气强则"卫气"强，"卫气"强则免疫力强，免疫力强则可极大程度免除患病之忧。拍打鼻翼时要着重拍打鼻翼旁的迎香穴，以及迎香穴向上一些的部位，因为这里还有一个能够提高免疫力的穴位，叫上迎香穴。

操作步骤：

（1）两手的中指与示指并拢，从鼻翼旁的迎香穴起交替或同时拍打鼻翼两旁（图 3-21）。

（2）逐渐拍打至鼻根处，再向下拍打至迎香穴止，以鼻腔内感觉发热为度（图 3-22）。

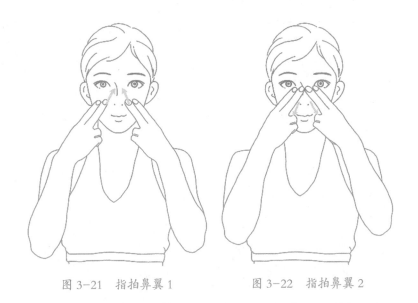

图 3-21　指拍鼻翼 1　　　　　　图 3-22　指拍鼻翼 2

拍打面部

　　面部结构比较特殊，拍打不同部位时要使用不同的手法。如拍打额头时可用掌心，而拍打眼睛周围时，则最好只用一根手指的指腹来拍打。拍打面部不必过于在意拍打的次数，而应注意经过拍打后，面色是否变得红润。如果面色已经红润，说明拍打已经到位。拍打两颊时可采用一边画圈一边拍打的手法，可以两侧同时进行拍打，也可先拍一侧，再拍另一侧。

　　操作步骤：

　　（1）四指并拢，用指尖轻轻拍打面部，依次拍打额头、两颊、下巴等部位，2～3分钟即可（图 3-23）。

　　（2）从两颊一边画圈一边拍打，逐渐拍到耳前，反复半分钟（图3-24）。

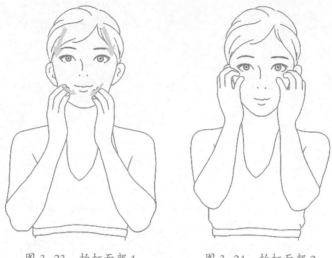

图 3-23　拍打面部 1　　　　　图 3-24　拍打面部 2

（3）轻轻拍打额头，由额头中心往两侧太阳穴方向拍过去，一边画圈一边拍打，反复半分钟（图 3-25）。

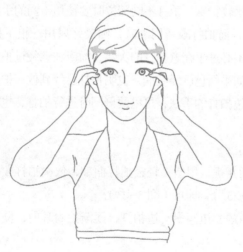

图 3-25　拍打面部 3

（4）拍下巴时，从下巴往两颊斜上方方向拍打到耳下方。一边画圈一边拍打，反复拍打半分钟（图 3-26）。

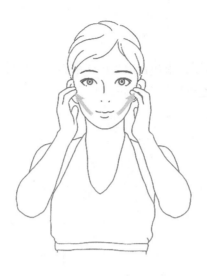

图 3-26　拍打面部 4

三、上肢拍打

上肢是指从肩膀一直到手指，包含肩、臂、肘、前臂、腕和手部的人体组成部分之一。拍打一般从指背、手背开始，沿手臂外缘，一边拍打一边向上移动直至肩部，再从肩部拍打直至手指。连续拍打数次后，换方向从手心开始进行拍打，沿着手臂内缘，向上拍到肩部。内、外侧拍打动作相同。

上肢拍打的力度，拍打手背时应稍轻，拍打掌心时宜稍重。拍打外侧宜稍重，拍打内侧应稍轻。拍打完毕后，稍加按揉可消除可能出现的不适感。

手掌互拍

手上循行经过的经脉有 6 条，手三阴经和手三阳经。手掌上有手三阴经——肺、心、心包经循行经过，从胸部发出循行到手部。手背上有手三阳——大肠、小肠、三焦经循行经过，从手部发出循行到头部。因此手掌相互拍打，非常有利于沟通阴阳气血，对气血不通所致的手指麻木治疗效果较好。

操作步骤：

（1）伸出双手，张开五指，将一手的手掌对准另一手的手掌和手指，用力均匀地进行拍打（图3-27）。

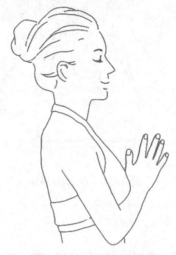

图 3-27　手掌互拍 1

（2）先用右手掌拍打左手背 20 ～ 30 下，再用左手掌拍打右手背 20 ～ 30 下，如此两手交替，反复拍打，直至手背发红、发热（图3-28）。

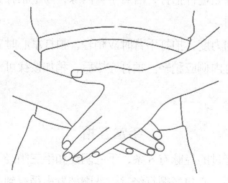

图 3-28　手掌互拍 2

拍打手臂

拍打手臂不仅能帮助消除"蝴蝶袖"，对于上臂肌肉发育不良、上肢麻木及半身不遂等，也有一定的治疗效果。

用左手拍打右上肢，用右手拍打左上肢，一般每侧拍打 100 ~ 200 次，每天早起和睡前各拍打 1 次（图 3-29）。

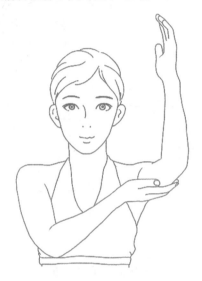

图 3-29　拍打手臂

拍打肘部

从经络循行路线来看，肘窝部位是心经、肺经、心包经循行经过的地方。经常拍打肘窝，可以活跃这三条经络的气血，强健心、肺。

心肺有疾病的患者，常常能在其肘窝部位摸到一个压痛点，"不通则痛"说明心肺经脉有瘀阻。中医认为："心主神志"，睡眠不足与心经不通有关，而肘窝内侧是心包经循行的部位。因此拍打肘部既能祛瘀阻，又能助睡眠。

操作步骤：

（1）将左手臂伸直，右手四指并拢，轻轻拍打左侧肘窝和肘窝内侧，拍打数十下后。

（2）换右手臂伸直，用左手四指拍打右侧肘窝和肘窝内侧，拍打数十下。

（3）交替拍打，直至拍打部位发红发热（图3-30）。

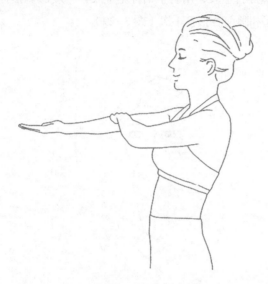

图3-30　拍打肘部

拍打肩关节

肩周炎常发作于肩部一侧，操作时仅拍打患病侧即可。关键在于拍打时要找到痛点，于痛点部位可加大拍打力度、增加拍打时间，进行针对性拍打。对于已经产生肩关节粘连者，在进行拍打之前，应配合做上臂外展、外旋、上举和后展等被动活动，以解除肩关节粘连。

站立或正坐于椅子上，用健侧手掌掌心拍打患侧肩关节部位，以发红发热为度（图3-31）。

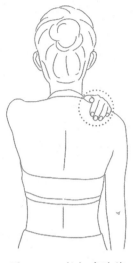

图 3-31　拍打肩关节

四、下肢拍打

下肢是指腹部以下，包括臀部、会阴部、股部、膝部、小腿部和足部的人体组成部分之一。下肢部脚踝以上的肌肉都很丰厚，因此拍打时需要一定的力度，拍打时间也应该适当延长。除了用掌心拍打，还可以握拳用拳心拍打，或是用掌根及小鱼际部位来进行拍打。足背上的肌肉和脂肪层较薄，不宜太用力，将手指并拢进行拍打即可。

拍打腿部前侧面

经常拍打下肢，可使气血顺畅，有效预防静脉曲张。

操作步骤：

（1）取坐立位，上身微微前倾，左腿屈膝。两手自然伸出，两掌相对，自脚踝处开始拍打（图3-32）。

（2）不断向上拍打，到小腿部位后再继续向上拍打到大腿，反复进行。一般拍打次数宜为200次以上。拍打右腿的动作和要求与左腿相同（图3-33）。

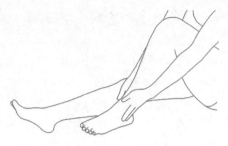

图 3-32　拍打腿部前侧面 1

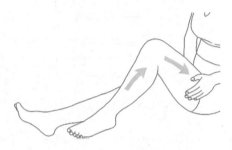

图 3-33　拍打腿部前侧面 2

拍打膝盖与腘窝

　　腘窝的正中，腘横纹中点处是委中穴，拍打腘窝也就是拍打委中穴。委中穴属膀胱经，循行于背部并下行至腰部，所以对腰背疼痛有效。膀胱经又从腰部下行，经过大腿、小腿，直至跟腱，因此对腿部疼痛也有很好的效果。在拍打过程中，手掌心宜空虚，与膝关节的外形完全吻合，用力拍打在膝关节上时，才会接触面积大治疗效果好。拍打 10 余次后，如果感到膝盖和手掌均有发热，说明拍打后已经起到了加快血液循环，提高局部温度的效果。如未达到疗效，可以考虑增加拍打力度和拍打时间。常感手指冰冷的人，在拍打膝关节一段时间后，膝关节疼痛可大为好转甚至消失，而拍打过程中血液循环的加快也会使手指温度提升。

　　有中暑情况时，可立即蘸凉水拍打腘窝处，用力稍重直至出痧，能有效缓解中暑症状。

操作步骤：

（1）站立，双手手指分开，掌心空虚作托碗状，双手举到胸前约与下巴平齐的位置，肘关节稍微弯曲（图3-34）。

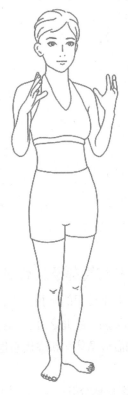

图3-34　拍打膝盖与腘窝1

（2）膝盖微屈，身体下蹲，同时双手手臂伸直，向下用力使双手拍打在膝盖上，接着上身慢慢站直，再下蹲、拍打，反复进行操作（图3-35）。

（3）站立，弯腰，双手拍打腘窝。每次拍打10～15分钟，每天2～3次（图3-36）。

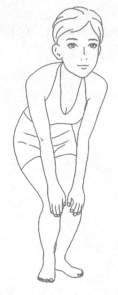
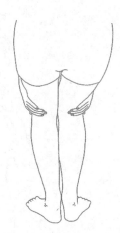

图 3-35　拍打膝盖与腘窝 2　图 3-36　拍打膝盖与腘窝 3

拍打臀部及腿后部

拍打臀部及大腿后部时主要目的是拍打坐骨神经，并对压痛点进行重点拍打，能有效止痛和治痛。除此之外，拍打臀部还可以紧实肌肉，避免臀部下垂，对臀部的血液循环和新陈代谢也有很大的好处。

操作步骤：

（1）取站立位，五指自然分开，掌根用力拍打臀部、大腿及小腿后面正中部位（图 3-37）。

（2）最终向下拍打至脚踝与跟腱之间的昆仑穴（图 3-38）。

（3）用力先轻后重，以拍打部位深处感到酸、胀、沉重、麻木为佳，每天早、晚各一次，每次拍打 15 ～ 20 分钟（图 3-39）。

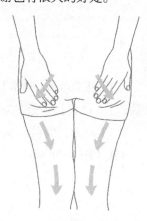

图 3-37　拍打臀部及腿后部 1

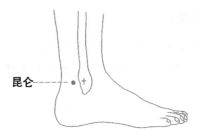

昆仑

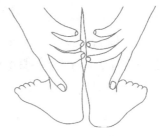

图 3-38　拍打臀部及腿后部 2　　图 3-39　拍打臀部及腿后部 3

五、胸背部拍打

胸背部藏有重要的器官——心和肺。心担负着为血液循环提供动力的重任，肺是呼吸系统中最重要的呼吸器官。由于责任重大，因此心肺一旦发生病变，身体出现的病症也相对较多。从预防保健的角度来看，心肺的保健也就显得尤为重要。胸背部有丰富的胸壁神经和脊神经，支配人体运动及心肺功能。拍打胸背部可刺激胸背部皮肤和皮下组织，促使血管扩张，使体内血液循环加快。

拍打胸部

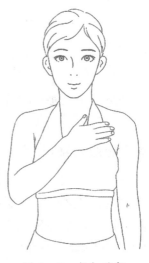

胸中为胸闷时感觉最明显的部位，也是膻中穴所在之处。拍打胸部时，能充分刺激膻中穴，起到宽胸理气的作用，甚至能辅助治疗或预防期前收缩的出现。拍打时应注意力度轻柔，节律和缓。

取站立位，全身自然放松，先用左手手掌拍打右侧胸部 20 ~ 30 下。再用右手手掌拍打左侧胸部 20 ~ 30 下（图 3-40）。

图 3-40　拍打胸部

拍打背部

拍打背部时，可以将右手伸到头后用掌心去拍打左侧背部，再换左手拍打右侧背部。每侧各拍打 100 ～ 200 下（图 3-41）。也可将手伸至背后，用手背拍打（图 3-42）。

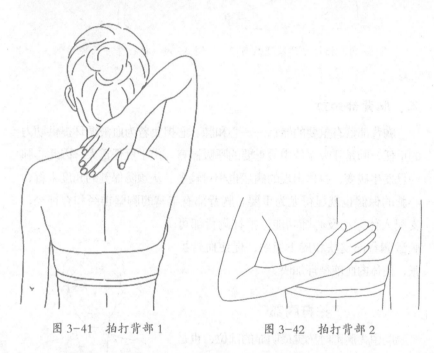

图 3-41　拍打背部 1　　　　　　　图 3-42　拍打背部 2

六、腰腹部拍打

腰部是人体重要的连接部位，是提取重物时的主要受力部位。另外，"腰为肾之府"，腰腹还担负着保护肾的重要职责。人体有五脏六腑，除了心、肺在胸背部，其余器官都在腹部。胃在上腹部，大肠和小肠位于下腹部。因此拍打上腹部有健胃益胃的功效，而拍打下腹部有助于消化吸收。

环腰拍打

环绕腰腹部拍打可以疏通腰部气血，同时放松手臂。操作时轮流拍打腹部、腰部，前后力量相互对应可取得良好的效果。

取站立位，全身放松，双手自然张开或呈半握拳状态。当腰向右转动时，带动左上肢及手掌拍打腹部，同时右上肢及右手背拍打腰背部。另一侧取相同操作，如此反复进行拍打，共拍打 10 ~ 15 分钟。每天早、晚各 1 次（图 3-43）。

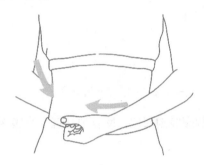

图 3-43　环腰拍打

拍打小腹

妇女经常拍打小腹对预防原发性痛经的效果较好，如痛经延及腰骶部，可增加拍打腰骶部。

操作步骤：

（1）取仰卧位，用掌心对平行绕脐一周部位进行反复拍打（图 3-44）。

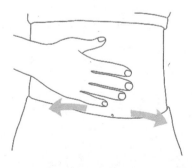

图 3-44　拍打小腹 1

（2）自脐下方开始拍打并逐渐下移至耻骨联合上方，再向上拍打，逐渐上行到脐下方（图3-45）。

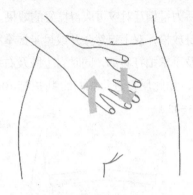

图3-45　拍打小腹2

（3）拍打两侧腹股沟部位，反复拍打直至小腹深处感觉温热为度（图3-46）。

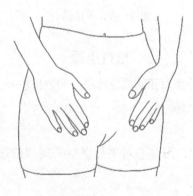

图3-46　拍打小腹3

第四章

··········

内科常见病症 自我康复拍打法

一、感冒

感冒又称伤风，是因感受触冒风邪，引起肺卫失调的一种外感疾病。男女老幼均易感染，一年四季皆可发病。气候骤变、受寒冷、淋雨等因素皆可诱发，因此尤以冬春寒冷季节多见。若不及时治疗，可发展或诱发气管炎、肺炎、心肌炎等疾病。

临床表现

时行感冒由外感病邪不同，可分为风寒型、风热型和暑湿等类型。

（1）风寒型　发热轻或不发热、恶寒怕冷、无汗、头身肢体酸痛、鼻塞流清涕、咳嗽、痰稀色白、苔薄白、脉浮紧。

（2）风热型　发热较重、微恶风、汗出不多、头胀痛、咽喉红肿疼痛、咳嗽、痰黏或黄、鼻塞流黄涕、口渴、舌边尖红、苔薄黄、脉浮数。

（3）暑湿型　身热不扬、微恶风、无汗或少汗、头痛、四肢困倦或疼痛、流稠涕、胸闷脘痞、苔薄黄而腻、脉濡数。

穴位选配

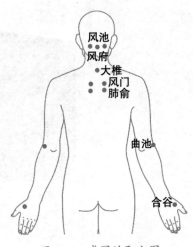

图 4-1　感冒的取穴图

拍打方法

穴位：风池、风府、大椎、风门、肺俞、曲池、合谷（图4-1）。

操作方法：

◎ **基本拍打**

（1）双手拍打两侧后颈部，从上往下，反复拍打5分钟，以颈部微热为宜。

（2）重点拍打大椎、风府、风池穴。

◎ **风寒感冒拍打**

（1）双手交替拍打两侧手太阴肺经，从上到下，反复拍打5分钟，以局部微热为宜。

（2）双手交替拍打两侧足太阳膀胱经，重点拍打背部穴位风门、肺俞，可微微出痧。

◎ **风热感冒拍打**

（1）双手交替拍打两侧手阳明大肠经，从上到下，反复拍打5分钟，以局部微热为宜。

（2）重点拍打曲池、合谷穴位，可微微出痧。

◎ **暑湿感冒拍打**

双手交替拍打两侧足太阴脾经，从上到下，反复拍打5分钟，以局部微热为宜，可微微出痧。

注意事项

（1）注意防寒保暖，在季节交替时适当增减衣物。

（2）流行感冒季节做好自我预防保健工作，如擦耳轮（擦热为止），每日2次；点按合谷穴，每日2次，每次3分钟。

（3）注意休息，平时多喝水。

（4）儿童、老年人可多吃些禽蛋、鱼类、瘦肉、豆制品等蛋白质含量丰富的食物和含纤维、维生素较多的食品。

（5）室内应经常开窗通风换气，保持适宜的温度。

（6）进行适度有规律的户外运动，提高免疫力和耐寒能力。

二、咳嗽

咳嗽是因外感六淫，或脏腑内伤而累及于肺所致的有声有痰之症。咳嗽、咳痰为主要症状，而由病因和机体的反应不同，还可能会伴有头痛、发热、恶寒等情况。咳嗽的病因一是外邪袭肺，二是内邪干肺，引起肺气不清，失于宣肃，迫气上逆而作咳。而风为六淫之首，外感咳嗽常以风邪侵袭居多，因此在秋冬季节尤为常见。

临床表现

根据发病原因可分为外感咳嗽和内伤咳嗽。

（1）**外感咳嗽** 为外邪犯肺，肺气壅遏所致的邪实证候。以风邪夹寒尤为多见，症见咳嗽痰稀、咽痒、鼻塞流涕、头身痛、发热无汗、舌苔薄白、脉浮。

（2）**内伤咳嗽** 多为邪实正虚并见，病程较长。内伤咳嗽可分为肺脏自身有邪和其他脏腑病变涉及于肺两类，以反复咳嗽、咳痰为主要表现，不同证型的咳嗽有不同的特点。

穴位选配

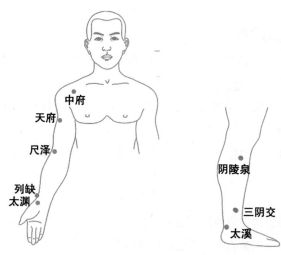

图 4-2　咳嗽的取穴图

拍打方法

穴位：中府、天府、尺泽、列缺、太渊、阴陵泉、三阴交、太溪（图 4-2）。

操作方法：

◎ 基本拍打

（1）双手拍打两侧胸部，从上往下，反复拍打 5 分钟，以局部微热为宜。

（2）重点拍打两侧中府穴。

◎ 外感咳嗽拍打

（1）双手交替拍打两侧手太阴肺经，从上到下，反复拍打 5 分钟，以局部微热为宜。

（2）重点拍打尺泽、列缺、太渊穴。

（3）重点拍打天府穴，可微微出痧。

◎ 内伤咳嗽拍打

（1）双手交替拍打两侧足太阴脾经，从上到下，反复拍打5分钟，以局部微热为宜。

（2）双手拍打两侧足少阴肾经，从上到下，反复拍打5分钟，以局部微热为宜。

（3）再重点拍打三阴交、太溪、阴陵泉穴，可微微出痧。

注意事项

（1）嘱患者注意休息，加强锻炼。

（2）适当增减衣物，避免过冷或过热。

（3）多喝水补充身体过多消耗掉的水分，并加快代谢速度。

（4）多吃健康有营养的食品，尽量禁食如烟、酒、辛辣物、冷饮等刺激性的食物。

（5）感冒或咳嗽要及早治疗，不要拖延。

三、支气管哮喘

支气管哮喘是由多种细胞参与的慢性气道炎症，此种炎症可引起反复发作的喘息、气促、胸闷等症状，多于夜间和凌晨时发作。发作时患者自觉呼吸困难，但多数可自行缓解或经治疗缓解。

临床表现

（1）发作期　冷哮证：喉中哮鸣如水鸡声，口不渴或渴喜热饮，形寒怕冷，天冷或受寒易发，面色青晦，舌苔白滑，脉弦紧或浮紧。热哮证：喉中痰鸣如吼，喘而气粗息涌，口苦，口渴喜饮，汗出，面赤，或有身热，舌苔黄腻、质红，脉滑数或弦滑。寒包热哮证：喉中鸣息有声，发热，恶寒，无汗，身痛，口干欲饮，大便偏干，舌苔白腻、罩黄，舌尖边红，脉弦紧。风痰哮证：喉中痰涎壅盛，声如鸣声如吹哨笛，无明显寒热倾向，面色青黯，起病多急，常倏忽来去。舌苔厚浊，脉滑实。虚哮证：喉中哮鸣如鼾，声低，气短息促，动则喘甚，咯痰无力，舌质淡或偏红，或紫黯，脉沉细或细数。

（2）**缓解期**　肺脾气虚证：气短声低，自汗，怕风，常易感冒，倦怠无力，食少便溏，舌质淡，苔白，脉细弱。肺肾两虚证：短气息促，动则为甚，脑转耳鸣，腰酸腿软，或五心烦热，颧红，口干，舌质红少苔，脉细数；或畏寒肢冷，面色苍白，舌苔淡白、质胖，脉沉细。

穴位选配

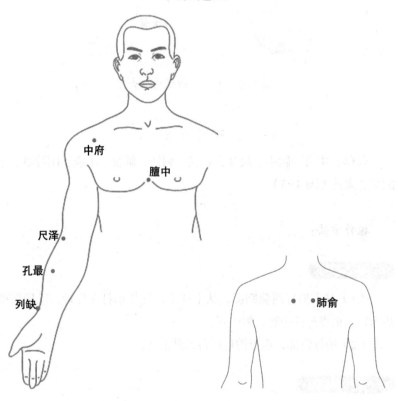

中府
膻中
尺泽
孔最
列缺
肺俞

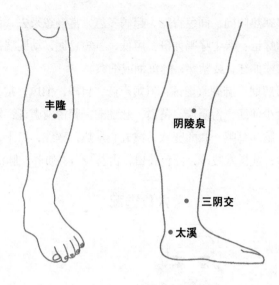

图 4-3　支气管哮喘的取穴图

拍打方法

穴位：中府、膻中、尺泽、孔最、列缺、肺俞、丰隆、阴陵泉、三阴交、太溪（图4-3）。

操作方法：

◎ **基本拍打**

（1）双手拍打两侧胸部，从上往下，反复拍打5分钟，以局部微热为宜。重点拍打中府、膻中穴。

（2）拍打背部，重点拍打后背部肺俞穴。

◎ **发作期拍打**

（1）发作期以化痰平喘为主，加双手交替拍打两侧手太阴肺经，从上到下，反复拍打5分钟，以全身微热为宜。

（2）重点拍打列缺、尺泽、孔最穴位，可微微出痧。

（1）缓解期以健脾益气、补肺益肾为主，加双手交替拍打两侧足太阴脾经，从上到下，反复拍打5分钟，以局部微热为宜。

（2）双手交替拍打两侧足少阴肾经，从上到下，反复拍打5分钟，以局部微热为宜。

（3）再重点拍打三阴交、太溪、阴陵泉、丰隆穴位，可微微出痧。

注意事项

（1）祛除诱因减少发作机会。

（2）重视缓解期综合医治。

（3）增强抗病能力，进行脱敏治疗、菌苗治疗等。

（4）注意气候影响，防寒保暖，避免因外邪诱发。

（5）忌食烟、酒及油腻、酸、辣、腥的刺激性食物。

（6）防止过度劳累和情志刺激。

（7）哮喘患者忌食盐分过高的食物，禁忌食肥肉、海鲜。

四、呕吐

呕吐是由于胃失和降，胃气上逆所致的胃内之物从胃中上涌，从口而出为临床特征的一种病证。中医认为本病是由于胃失和降，气逆于上所引起的。

临床表现

（1）实证呕吐　起病较急，病程较短，呕吐量多，吐出物多酸臭，发病因素明显，多为感受外邪、伤于饮食、情志失调等，形体壮实，脉多实而有力。

（2）虚证呕吐　起病较缓，病程较长，或时作时止，吐出物不多，神乏倦怠，脉弱无力。

穴位选配

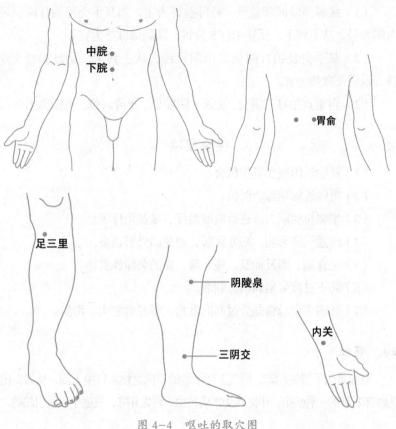

图 4-4　呕吐的取穴图

拍打方法

穴位：中脘、下脘、胃俞、足三里、三阴交、阴陵泉、内关（图4-4）。

操作方法：

◎ 基本拍打

（1）双手拍打两侧腹部，从上往下，反复拍打5分钟，以局部微热为宜。重点拍打中脘、下脘穴。

（2）然后拍打背部，重点拍打后背部胃俞穴。

（3）最后拍打内关穴。

◎ **实证呕吐拍打**

（1）双手交替拍打两侧足阳明胃经，从上到下，反复拍打 5 分钟，以局部微热为宜。

（2）重点拍打足三里，可微微出痧。

◎ **虚证呕吐拍打**

（1）双手交替拍打两侧足太阴脾经，从上到下，反复拍打 5 分钟，以局部微热为宜。

（2）重点拍打三阴交、阴陵泉穴位，可微微出痧。

注意事项

（1）拍打有一定的止呕疗效。呕吐停止后可适量饮水，补充流失的水分。

（2）平时饮食适度，忌暴饮暴食，勿过多食用生冷、酸辣的食物。

（3）拍打可作为治疗呕吐的辅助疗法，急重症患者应及时就医。

五、呃逆

呃逆是指气逆上冲，喉间呃呃连声，声短而频，令人不能自制的一种病证。俗称"打嗝儿"。本病多由饮食不节、情志不遂或重病大病之后正气衰弱而致。

临床表现

（1）**实证呃逆**　呃声响亮有力，连续发作，脉弦滑。

（2）**虚证呃逆**　呃声低而无力，气不得续。阳虚者，兼畏寒，手足欠温；阴虚者，兼心烦不安，口干舌燥，脉细数。

穴位选配

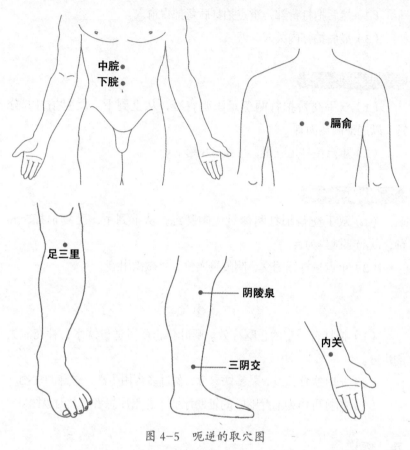

图 4-5 呃逆的取穴图

拍打方法

穴位：中脘、下脘、膈俞、内关、足三里、阴陵泉、三阴交（图 4-5）。

操作方法：

◎ 基本拍打

双手拍打两侧腹部，从上往下，反复拍打 5 分钟，以局部微热为宜，重点拍打中脘、下脘穴。

（2）然后拍打背部，重点拍打后背部膈俞穴。

◎ **实证呃逆拍打**

（1）双手交替拍打两侧足阳明胃经，从上到下，反复拍打5分钟，以局部微热为宜。

（2）再重点拍打内关、足三里穴位，可微微出痧。

◎ **虚证呃逆拍打**

（1）双手交替拍打两侧足太阴脾经，从上到下，反复拍打5分钟，以局部微热为宜。

（2）再重点拍打三阴交、阴陵泉穴位，可微微出痧。

注意事项

如果持续不停地连续几日打嗝，就可能是胃、横膈、心脏、肝脏疾病或者肿瘤的症状，应及时去医院进行细致的诊治。

六、头痛

头为阳之首，脑为髓之海，所以头痛时不可忽视。引发头痛的原因有很多，有时是心理压力过大，精神过分紧张所致，有时是因某些病症导致。不论哪种原因引起的头痛，均与循行于头部的经脉气血失调，气滞血瘀有关。

临床表现

（1）**外感头痛**　一般发病较急，病势较剧，多为掣痛、跳痛、胀痛，痛无休止。

①风寒头痛：见恶风畏寒，口不渴，舌苔薄白，脉浮数。

②风热头痛：头痛而胀，重则头胀如裂，发热，口渴欲饮，便秘溲赤，舌苔黄，脉浮数。

③风湿头痛：头痛如裹，肢体困倦，胸闷纳呆，舌苔白腻，脉濡。

（2）内伤头痛　一般发病较缓，病势较缓。临床多见隐痛、昏痛，痛处固定，遇劳加重。

①肝阳头痛：症见头痛目眩，心烦易怒，面赤口苦，舌红苔黄，脉弦数。

②肾虚头痛：症见头痛眩晕，耳鸣腰痛，神疲乏力，遗精带下，舌红苔少，脉细无力。

③痰浊头痛：症见头痛昏蒙，胸脘痞闷，纳呆，舌苔白腻，脉滑或弦滑。

④瘀血头痛：症见头痛迁延日久，或头部有创伤史，痛有定处，痛如锥刺，舌质暗，苔薄白，脉细或细涩。

⑤血虚头痛：症见头痛而晕，心悸失眠，面色少华，舌淡苔薄白，脉细弱。

穴位选配

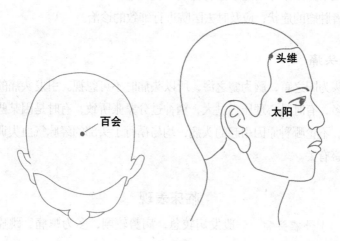

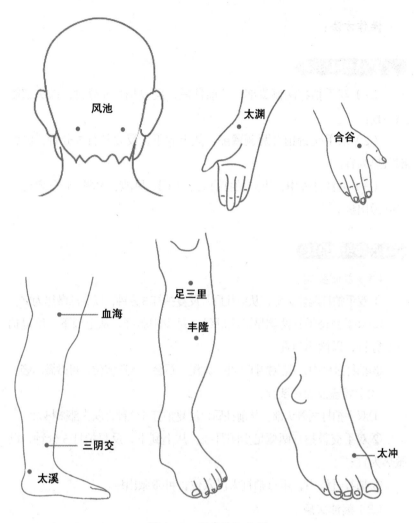

图 4-6 头痛的取穴图

拍打方法

穴位：百会、头维、太阳、风池、太渊、合谷、足三里、丰隆、血海、三阴交、太溪、太冲（图4-6）。

操作方法：

◎ 外感头痛拍打

（1）双手拍打两侧头部，从前往后，反复拍打5分钟，以头部微热为宜。

（2）双手交替拍打两侧臂部，从上到下，反复拍打5分钟，以臂部微热为宜。

（3）拍打过程中，重点拍打百会、太阳、风池、太渊、合谷穴位，可微微出痧。

◎ 内伤头痛拍打

（1）肝阳头痛

①双手拍打两侧头部，从前往后，反复拍打5分钟，以头部微热为宜。

②双手交替拍打两侧足厥阴肝经、足少阳胆经，从上到下，反复拍打5分钟，以微热为宜。

③拍打过程中，重点拍打太冲、太溪、百会、太阳穴位，可微微出痧。

（2）肾虚及血虚头痛

①双手拍打两侧头部，从前往后，反复拍打5分钟，以头部微热为宜。

②双手交替拍打两侧足少阴肾经，从上到下，反复拍打5分钟，以微热为宜。

③拍打过程中，重点拍打太溪穴位，可微微出痧。

（3）痰浊头痛

①双手拍打两侧头部，从前往后，反复拍打5分钟，以头部微热为宜。

②双手交替拍打两侧足太阴脾经、足阳明胃经，从上到下，往复各10分钟，以微热为宜。

③拍打过程中，重点拍打头维、太阳、丰隆、足三里、三阴交穴位，可微微出痧。

（4）瘀血头痛

①双手拍打两侧头部，从前往后，反复拍打5分钟，以头部微热

为宜。

②双手交替拍打两侧足厥阴肝经、足太阴脾经，从上到下，往复各10分钟，以微热为宜。

③拍打过程中，重点拍打阿是穴、血海、三阴交、太冲穴位，可微微出痧。

注意事项

（1）忌食烟、酒、肥肉。忌食生冷、辛辣的刺激性食物。

（2）禁食火腿、干奶酪、保存过久的野味等食物。

（3）尽量少食用牛奶、巧克力、乳酪、啤酒、咖啡、茶叶等食物。

七、失眠

中医认为，失眠是由于饮食不节，情志失常，或病后气血亏虚，因阳盛阴衰，阴阳失交而导致的夜不能寐。按照下面的方法坚持拍打，能够养心安神、补充气血，从而改善失眠。

临床表现

（1）**心胆气虚**　虚烦不寐，躁扰不宁，胆怯心悸，气短自汗，舌淡，脉弦细。

（2）**肝火扰心**　不寐多梦，急躁易怒，甚至彻夜不眠，伴有头晕头胀，目赤耳鸣，口干而苦，便秘溲赤，舌红苔黄，脉弦而数。

（3）**痰热扰心**　不寐，胸闷心烦，泛恶嗳气，伴有头重目眩，口苦，舌红苔黄腻，脉滑数。

（4）**心肾不交**　心烦不寐，心悸不安，腰酸足软，伴头晕，耳鸣，潮热盗汗，口干津少，五心烦热，男子遗精，女子月经不调，舌红少苔，脉细而数。

（5）**心脾两虚**　不寐，脘腹胀满，胸闷嗳气，嗳腐吞酸，或见恶心呕吐，大便不爽，舌苔腻，脉滑。

穴位选配

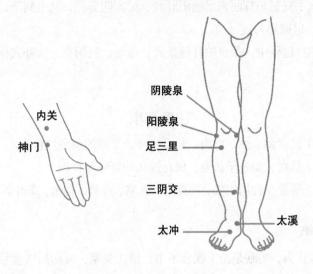

图 4-7　失眠的取穴图

拍打方法

穴位：内关、神门、阳陵泉、足三里、阴陵泉、三阴交、太溪、太冲（图4-7）。

操作方法：

◎ 心胆气虚拍打

（1）双手交替拍打两侧手少阴心经，从上到下，反复拍打5分钟，以微热为宜。

（2）双手交替拍打两侧手厥阴心包经，从上到下，反复拍打5分钟，以微热为宜。

（3）重点拍打神门、内关穴位，可微微出痧。

◎ 肝火扰心拍打

（1）双手交替拍打两侧足少阳胆经、足厥阴肝经，从上到下，反复拍打 5 分钟，以微热为宜。

（2）重点拍打阳陵泉、太冲穴位，可微微出痧。

◎ 痰热扰心拍打

（1）双手交替拍打两侧手少阴心经，从上到下，反复拍打 5 分钟，以微热为宜。

（2）双手交替拍打两侧足太阴脾经，从上到下，反复拍打 5 分钟，以微热为宜。

（3）重点拍打阴陵泉、三阴交、神门穴位，可微微出痧。

◎ 心肾不交拍打

（1）双手交替拍打两侧手厥阴心包经，从上到下，反复拍打 5 分钟，以微热为宜。

（2）双手交替拍打两侧足少阴肾经，从上到下，反复拍打 5 分钟，以微热为宜。

（3）再重点拍打太冲、太溪穴位，可微微出痧。

◎ 心脾两虚拍打

（1）双手交替拍打两侧足太阴脾经，从上到下，往复各 5 分钟，以微热为宜。

（2）双手交替拍打两侧足阳明胃经，从上到下，往复各 5 分钟，以微热为宜。

（3）重点拍打足三里、阴陵泉穴位，可微微出痧。

注意事项

（1）失眠常见于神经衰弱，但某些器质性病变也可出现，须注意鉴别，如为器质性病变引起的失眠，应重视病因治疗。

（2）患者在接受拍打治疗前如长期服用镇静药，拍打治疗期间应逐渐减量，直至停服。

（3）对神经衰弱的患者，应注意解除其思想顾虑，并指出日常生活中应注意的方面，指导和鼓舞患者坚持体育锻炼。

（4）宜清淡饮食，少食海味佳肴，宜食杂粮。

（5）不可乱投医、乱服药、滥用保健品。

（6）形成良好的生活规律。

（7）病情好转后，不宜立即恢复原来紧张的工作，或又进入原来的精神环境。最好要有一个相对安静的生活和工作环境过渡一下，经过一个阶段的时期作为缓冲期，这样才有利于减少病情的再复发。

八、便秘

便秘是指大便秘结，在肠中滞留过久，排便周期延长，或虽周期不长但粪质干结，排便困难的病证。可见于多种急、慢性疾病中。本病是由热性病后或过食辛辣燥伤肠液；肺燥肺热下移于大肠，耗伤津液；情志内伤，气机郁滞；老年体弱，气血亏虚等造成胃肠运化、升降和传导机能的失常所致。

临床表现

（1）**实证便秘**　有热秘、气秘、冷秘。大便干结，腹胀腹痛，面红身热，口干口臭，心烦不安，小便短赤，舌红苔黄燥，脉滑数。

（2）**虚证便秘**　有气虚、血虚、阴虚和阳虚。阴阳气血不足，粪质不干，欲便不出，便下无力，心悸气短，腰膝酸软，四肢不温，舌淡苔白，或大便干结，潮热盗汗，舌红无苔，脉细数。

穴位选配

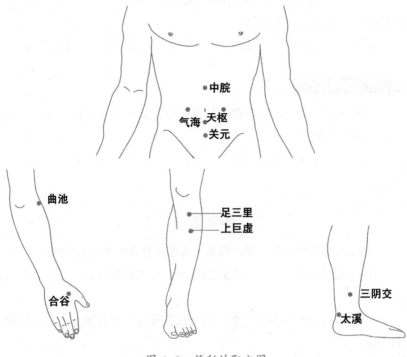

图 4-8　便秘的取穴图

拍打方法

穴位：中脘、天枢、气海、关元、曲池、合谷、足三里、上巨虚、三阴交、太溪（图 4-8）。

操作方法：

◎ **基本拍打**

（1）双手拍打两侧腹部，从上往下，反复拍打 5 分钟，以局部微热为宜。

（2）重点拍打中脘、天枢穴。

◎ **实证便秘拍打**

（1）双手交替拍打两侧手阳明大肠经、足阳明胃经，从上到下，反复拍打5分钟，以微热为宜。

（2）重点拍打合谷、曲池、足三里、上巨虚穴位，可微微出痧。

◎ **虚证便秘拍打**

（1）双手交替拍打两侧足太阴脾经，从上到下，反复拍打5分钟，以微热为宜。

（2）重点拍打气海、关元、足三里、三阴交、太溪穴位，可微微出痧。

注意事项

（1）注意饮食调整，多吃蔬菜、水果及富含纤维素的食物。

（2）避免久坐不动，常做腹肌运动，促进肠蠕动，适当参加体育锻炼。

（3）养成定时排便的习惯，可晨起饮用凉开水促进排便，避免抑制便意。

（4）心脏病、高血压患者，应尽量先采用其他方法缓解病情。

（5）对于部分慢性便秘者短时间的药物辅助治疗是必需的，有助于正常排便反射的重建。

九、泄泻

泄泻是指排便次数增多，粪便稀薄，或完谷不化，甚至泄出如水样而言。多因感受外邪，或伤于饮食，或脾胃虚弱所致。治疗泄泻的关键在于胜湿化脾。

临床表现

（1）**实证泄泻**　病势急，泄泻清稀，甚则如水样，腹痛拒按，泻后痛减，小便不利。若兼外感风寒，则恶寒发热头痛，咳嗽，流清涕，苔薄白，脉浮紧。

（2）**虚证泄泻** 病程较长，因进食油腻食物或饮食稍多，大便次数即明显增多而发生泄泻，食后脘闷不舒，神疲倦怠，舌淡苔白，脉细。

穴位选配

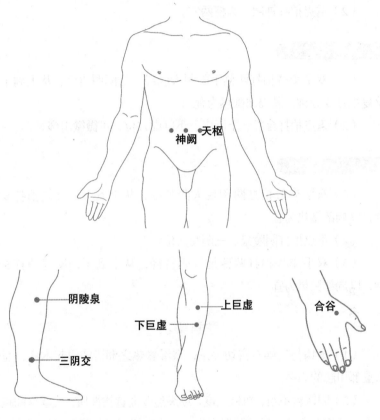

图 4-9　泄泻的取穴图

拍打方法

穴位：天枢、神阙、阴陵泉、三阴交、合谷、上巨虚、下巨虚（图4-9）。

操作方法：

◎ 基本拍打

（1）双手拍打两侧腹部，从上往下，往复 10 ~ 15 分钟，以局部微热为宜。

（2）重点拍打神阙、天枢两穴。

◎ 实证泄泻拍打

（1）双手交替拍打两侧手阳明大肠经、足阳明胃经，从上到下，反复拍打 5 分钟，以局部微热为宜。

（2）重点拍打合谷、上巨虚、下巨虚穴位，可微微出痧。

◎ 虚证泄泻拍打

（1）双手交替拍打两侧足太阴脾经，从上到下，反复拍打 5 分钟，以局部微热为宜。

（2）重点拍打阴陵泉、三阴交穴位。

（3）双手交替拍打两侧足少阴肾经，从上到下，反复拍打 5 分钟，以局部微热为宜。

注意事项

（1）本病与气候有密切关系，寒湿暑热之邪皆能引起本病，而尤以湿邪引起的为多。

（2）因饮食不当，饥饱无度，或突然改变食物性质，或暴食油腻、生冷、或饮食不洁，导致脾胃损伤，运化失职，不能腐熟水谷而致腹泻的情况较多。需形成健康规律的饮食习惯，才可有效避免疾病的发作。

十、胃痛

胃痛是以上腹胃脘部近心窝处经常疼痛为主症的疾病，又称为胃脘痛。胃痛可由外邪犯胃，情志不畅，或饮食伤胃，素体脾虚而致。

临床表现

（1）**肝气犯胃证** 胃脘胀满，疼痛连肋，嗳气痛舒，喜叹息，苔薄白，脉弦。

（2）**脾胃虚寒证** 胃痛隐隐，泛吐清水，喜暖喜按，神疲力乏，四肢不温，舌淡苔白，脉虚弱或迟缓。

穴位选配

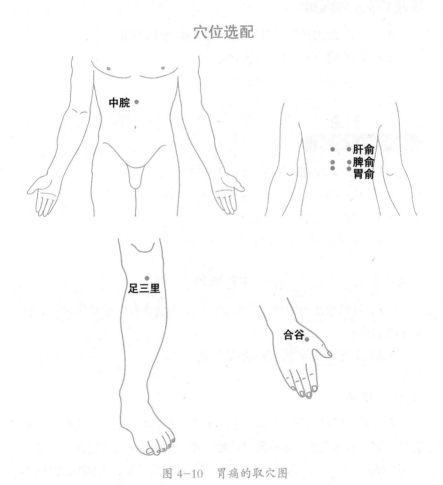

中脘

肝俞
脾俞
胃俞

足三里

合谷

图 4-10　胃痛的取穴图

拍打方法

穴位：胃俞、肝俞、脾俞、中脘、足三里、合谷（图4-10）。

操作方法：

◎ 肝气犯胃证拍打

（1）拍推及拍抓后背部及督脉，以潮红发热为佳。

（2）拍旋胃俞穴，2～3分钟。

（3）拍颤中脘穴，2～3分钟。

（4）叩击足三里，2～3分钟。

◎ 脾胃虚寒证拍打

（1）拍旋两肋部、腹部，2～3分钟。

（2）拍颤脾俞、胃俞、肝俞，2～3分钟。

（3）叩击足三里，2～3分钟。

（4）点击合谷，2～3分钟。

注意事项

（1）日常起居有规律，饮食宜清淡。少食多餐，忌食生冷、油腻和辛辣食物。

（2）注意腹部保暖，避免感受风寒。

十一、腹痛

腹痛是指胃脘以下、耻骨毛际以上部位发生疼痛为主症的疾病。无论男女老幼皆可发病。本病既可单独出现，亦可见于与其他疾病并发。多因外感风、寒、暑、湿时邪或饮食不节，或情志失常，素体阳虚引起。

临床表现

（1）寒邪内阻　腹痛急暴，遇冷痛甚，得温则减，形寒肢冷，苔白腻，脉沉紧。

（2）**湿热壅滞**　腹痛拒按，胸闷不舒，大便秘结或溏滞不爽，小便短赤，舌苔黄燥或黄腻，脉滑数。

（3）**中虚脏寒**　腹痛绵绵，时作时止，喜热喜按，便溏，神疲乏力，舌淡苔白，脉沉细。

（4）**饮食积滞**　脘腹胀痛，拒按恶食，嗳腐吞酸，舌苔厚腻，脉滑。

（5）**瘀血内停**　腹痛甚，痛如针刺，痛处不移，舌质青紫，脉细涩。

（6）**肝郁气滞**　腹痛拒按，痛无定处，时作时止，遇烦痛甚，嗳气则舒，舌红苔白，脉弦。

穴位选配

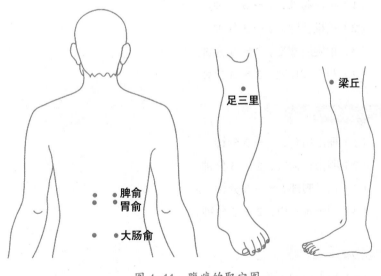

图 4-11　腹痛的取穴图

拍打方法

穴位：脾俞、胃俞、大肠俞、足三里、梁丘（图4-11）。

操作方法：

◎ 寒邪内阻拍打

（1）拍旋腹部，2～3分钟。

（2）叩击脾俞、胃俞两穴，2～3分钟。

（3）叩击足三里，2～3分钟。

◎ 湿热壅滞拍打

（1）扣拉腰部，2～3分钟。

（2）摩腹部，2～3分钟。

（3）叩击足三里，2～3分钟。

◎ 中虚脏寒拍打

（1）拍颤腹部，2～3分钟。

（2）拍推任脉，2～3分钟。

（3）拍旋后腰部，2～3分钟。

（4）叩击梁丘穴，2～3分钟。

◎ 饮食积滞拍打

（1）捶击后背，2～3分钟。

（2）叩击胃俞穴，2～3分钟。

（3）拍推腹部，2～3分钟。

（4）叩击足三里，2～3分钟。

◎ 瘀血内停拍打

（1）拍击腹部，2～3分钟。

（2）拍推任脉，2～3分钟。

（3）拍推督脉，2～3分钟。

（4）叩击足三里，2～3分钟。

（1）拍击腹部，2～3分钟。

（2）捶击肝俞、胃俞两穴，2～3分钟。

（3）叩击足三里，2～3分钟。

注意事项

（1）以少食多餐，食物清淡易消化为原则规律饮食。切忌暴饮暴食，饥饱无常或嗜酒，切勿好食生冷、辛辣之物。

（2）临床上见腹痛剧烈，尤其是涉及范围较广，伴有腹肌紧张等症时应注意与急腹症相鉴别，如胃肠穿孔、腹膜炎、宫外孕等。若属急腹症则不能拍打治疗，应及时送医院诊治。

十二、眩晕

眩晕是指患者自觉头晕眼花，视物旋转。本病多与饮食不节、情志不遂、病后虚损、跌扑损伤等因素有关。

临床表现

（1）肝阳上亢　症见眩晕耳鸣，心烦易怒，面赤口苦，舌红苔黄，脉弦或数。

（2）肾精不足　症见眩晕，日久不愈，耳鸣腰痛，神疲乏力，遗精带下，或五心烦热，舌红少苔，脉细数；或面色白，形寒肢冷，舌淡苔白，脉弱。

（3）气血亏虚　症见眩晕，动则加剧，神疲乏力，心悸少眠，面色不华，舌淡苔薄白，脉细弱。

（4）痰浊中阻　症见头昏蒙，胸脘痞闷，呕吐痰涎，舌苔白腻，脉濡滑。

穴位选配

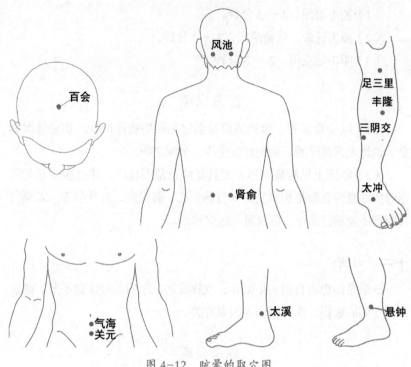

图 4-12 眩晕的取穴图

拍打方法

穴位：百会、风池、肾俞、气海、关元、足三里、丰隆、悬钟、三阴交、太溪、太冲（图 4-12）。

操作方法：

◎ **基本拍打**

头部拍打 5 ~ 10 分钟，重点拍打百会、风池穴位。

◎ **肝阳上亢型眩晕拍打**

（1）双手交替拍打两侧足少阳胆经、足厥阴肝经两经，从上到下，反复拍打 5 分钟，以微热为宜。

（2）再重点拍打太冲、太溪、三阴交穴位，可微微出痧。

◎ 肾精不足拍打

（1）双手交替拍打两侧足少阴肾经，从上到下，反复拍打 5 分钟，以全身微热为宜。

（2）重点拍打肾俞、悬钟穴位，可微微出痧。

◎ 气血亏虚型眩晕拍打

（1）双手交替拍打腹部任脉，从上到下，反复拍打 5 分钟，以全身微热为宜。

（2）重点拍打足三里、三阴交、气海、关元穴位，可微微出痧。

◎ 痰浊中阻拍打

（1）双手交替拍打两侧足太阴脾经，从上到下，反复拍打 5 分钟，以微热为宜。

（2）双手交替拍打两侧足阳明胃经，从上到下，反复拍打 5 分钟，以全身微热为宜。

（3）重点拍打丰隆、足三里穴位，可微微出痧。

注意事项

（1）避免可能导致眩晕的各种外部因素，调节情绪，调整精神状态，保持心情平和。

（2）劳逸结合，戒烟酒，不做剧烈运动，避免突然，强力的主动或被动的头部运动，节制房事。

（3）应与脑肿瘤等脑部病变引起的眩晕进行鉴别。

（4）对颅内占位性病变引起的眩晕应手术或药物治疗，不宜采用拍打疗法。

十三、肥胖症

肥胖症通常为体内脂肪含量过多，体重明显超过标准体重。标准体重 =[身高（cm）–100]×0.9，如果体重超过标准体重的 20%，并伴有头晕、神疲乏力、少动气短等症状即可诊断为肥胖。肥胖症多因先天禀赋因素、过食肥甘、久卧久坐、少劳或用药不当等因所致。中医治疗肥胖症要辨证论治，调理内部的阴阳失调。

临床表现

（1）脾虚不运　肥胖臃肿，身体困重，倦怠乏力，腹胀，四肢轻度浮肿，舌淡胖，有齿痕，苔薄。既往多有暴饮暴食史，小便不利，便溏或便秘。

（2）胃热滞脾　多食，消谷善饥，体形肥胖，脘腹胀满，面色红润，口干，胃脘灼痛，得食而缓，舌红苔黄腻，脉弦滑。此型多见于青少年、孕妇及产后发胖者。

（3）痰湿内盛　形体肥胖，身重，肢体困倦，好食肥甘，嗜睡，苔白腻或白滑，脉滑。

（4）脾肾阳虚　形体肥胖，颜面虚浮，神疲乏力，畏寒，腹胀便溏，下肢浮肿，苔薄白，脉沉细。

穴位选配

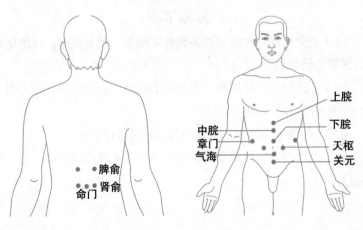

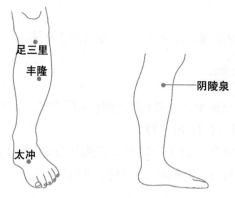

图 4-13　肥胖症的取穴图

拍打方法

穴位：脾俞、肾俞、命门、上脘、中脘、下脘、章门、天枢、气海、关元、足三里、丰隆、太冲、阴陵泉（图 4-13）。

操作方法：

◎ 基本拍打

（1）双手交替拍打两侧腹部足阳明胃经、足太阴脾经。

（2）重点拍打上脘、中脘、下脘、天枢穴。

◎ 脾虚不运拍打

双手交替拍打两侧下肢足太阴脾经，以阴陵泉为重点，拍打10分钟。

◎ 胃热滞脾拍打

双手交替拍打两侧下肢足阳明胃经，以足三里、丰隆两穴为重点，拍打10分钟。

◎ 痰湿内盛拍打

（1）双手交替拍两侧下肢足太阴脾经，以三阴交穴为重点，拍打

10分钟。

（2）按揉阴陵泉，以微热为宜，也可拍3分钟。

◎ **脾肾阳虚拍打**

（1）双手交替拍打两侧下肢内侧足太阴脾经、足少阴肾经，以拍打部位微热为宜，拍打10分钟。

（2）拍打脾俞、命门、肾俞穴，以微热为宜，各2分钟。

（3）轻拍气海、关元两穴2分钟，以微热为宜。

注意事项

（1）用低热值食品代替高热量食品。

（2）多进行有氧锻炼。

十四、高血压

高血压是以体循环动脉血压增高为主要特征，可伴有心、脑等器官损害的临床综合征。高血压可分为原发性高血压与继发性高血压。继发性高血压由某些明确疾病引起，只占高血压患者的5%～10%；原发性高血压占90%以上，其病因尚不完全明确，但与家族的遗传及吸烟、食盐过多等不良习惯和职业、性别、情绪等因素有关。

临床表现

（1）**肝阳上亢** 眩晕耳鸣，头目胀痛，因烦劳或恼怒而加剧，急躁易怒，面红目赤，胸胁胀痛，失眠多梦，舌质红，脉弦。

（2）**风痰上扰** 眩晕，头重昏蒙，胸脘痞闷，纳少，体胖，气短，舌苔白腻，脉濡滑。

（3）**阴虚阳亢** 头晕胀痛，目痛耳鸣，腰酸腿软，面红，口苦心烦，健忘失眠，舌质红，苔黄、脉弦细而数。

穴位选配

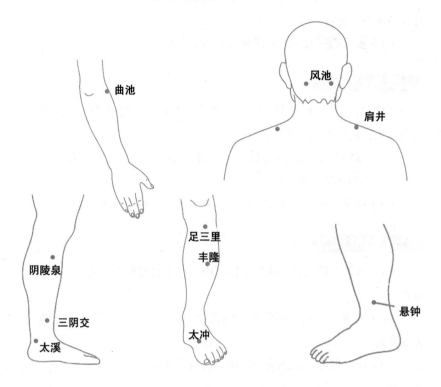

图 4-14 高血压的取穴图

拍打方法

穴位：风池、肩井、曲池、足三里、丰隆、悬钟、阴陵泉、三阴交、太溪、太冲（图4-14）。

操作方法：

◎ 肝阳上亢拍打

（1）双手交替拍打两侧的项部肌肉，以拍打部位微热为宜，重点拍打风池穴，操作5分钟。

（2）交替拍两侧足少阴肾经、足厥阴肝经，以拍打部位微热为宜，两侧各5分钟。

（3）重点拍打太冲、太溪两穴，各2分钟。

◎ 风痰上扰拍打

（1）双手交替拍打两侧项部肌肉，以拍打部位微热为宜。以肩井穴为重点，两侧各拍打5分钟。

（2）双手交替拍打两侧足太阴脾经、足阳明胃经，以拍打部位微热为宜，两侧各拍打5分钟。

（3）再重点拍打丰隆、足三里、阴陵泉穴，各2分钟。

◎ 阴虚阳亢拍打

（1）双手交替拍打两侧的项部肌肉，以拍打部位微热为宜，拍打5分钟。

（2）双手交替拍打两侧足少阴肾经，以拍打部位微热为宜，两侧各5分钟。

（3）拍打曲池、三阴交、太溪、悬钟穴各2分钟。

注意事项

（1）平时要节制饮食，减少盐的摄入量。忌食动物脂肪和内脏，防止体重超标。戒烟戒酒，清淡饮食。

（2）生活要有规律，不可过度疲劳，避免情绪波动过大。保持排便通畅，并可在医师的指导下进行适当的体育锻炼。

十五、冠心病

冠心病是冠状动脉血管发生动脉粥样硬化而引起血管腔狭窄或阻塞，引起心肌缺血、缺氧（心绞痛）或心肌坏死（心肌梗死）导致的心脏病。冠状动脉粥样硬化性心脏病，心包炎，病毒性心肌炎等疾病与中医"胸痹"的临床特点相合。

临床表现

（1）**心血瘀阻**　胸部刺痛，固定不移，入夜更甚，甚则心痛彻背，或痛引肩背，胸闷，日久不愈，可遇劳加重，舌质暗红或紫暗，脉弦涩。

（2）**痰浊闭阻**　胸闷，心痛微，气短喘促，肢体沉重，形体肥胖，痰多，苔浊腻或白滑，脉滑。

（3）**寒凝心脉**　胸痛彻背，感寒痛甚，形寒，重则手足不温，胸闷气短，心悸，舌苔薄白，脉沉紧或沉细。

（4）**心肾阴虚**　心痛胸闷，心悸盗汗，心烦不寐，腹疼膝软，耳鸣，头晕，舌红，苔薄或剥，脉细数或促代。

穴位选配

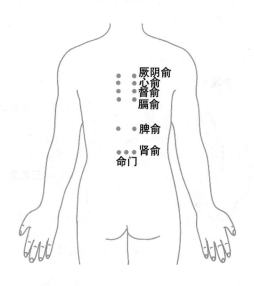

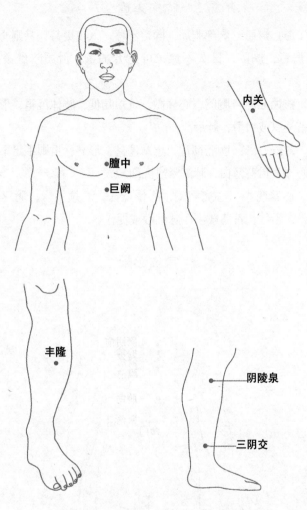

图 4-15　冠心病的取穴图

拍打方法

穴位：厥阴俞、心俞、督俞、膈俞、脾俞、肾俞、命门、膻中、巨阙、内关、丰隆、阴陵泉、三阴交（图4-15）。

操作方法：

◎ **基本拍打**

（1）拍打胸部膻中、巨阙两穴各2分钟。

（2）双手交替拍打手厥阴心包经、手少阴心经5～10分钟，以局部微热为宜，重点拍打内关。

◎ **心血瘀阻**

加拍背部心俞、督俞、膈俞穴各2分钟。

◎ **痰浊闭阻**

（1）加拍背部心俞、脾俞两穴各2分钟。

（2）双手交替拍打足太阴脾经5～10分钟，重点拍打阴陵泉。

（3）点按丰隆穴2分钟。

◎ **寒凝心脉**

加拍背部心俞、厥阴俞各2分钟。

◎ **心肾阴虚**

（1）拍打腰背部心俞、命门、肾俞穴各2分钟。

（2）点按三阴交2分钟。

注意事项

（1）拍打疗法仅适用于轻度冠心病的日常保健。

（2）合理饮食，尽量不要食用高胆固醇、高脂肪食物，控制总热量的摄入，控制体重。

（3）不吸烟、不酗酒，生活要有规律，保证充足的睡眠时间。培养健康积极的兴趣爱好，避免过度紧张，保持情绪稳定。

（4）坚持适当的体育锻炼活动增强体质。

十六、糖尿病

糖尿病是一种胰岛素分泌缺陷或其他生物功能受损，以高血糖为特征的代谢性疾病。两种分型为 1 型和 2 型糖尿病，即胰岛素依赖型糖尿病和非胰岛素依赖型糖尿病。临床上通过拍打可使全身肌肉被动地运动起来，通过对穴位适当的进行刺激，可起到促进血液循环，兴奋其神经功能的良性作用。从而使人体细胞吸收葡萄糖的功能增加，胰腺分泌胰岛素的功能增强，对该病起到治疗和预防的作用。

临床表现

（1）上消　烦渴多饮，口干舌燥，尿频量多，舌边尖红，苔薄黄，脉洪数。

（2）中消　多食善饥，口渴，形体消瘦，胃热炽盛则大便干结，苔黄，脉滑实有力；气阴亏虚则能食与便溏并见，或饮食减少，四肢乏力，舌淡红，苔白，脉弱。

（3）下消　尿频数，混浊如脂膏，腰膝酸软，肾阴亏虚则头晕耳鸣，口干舌燥，舌红苔少，脉细数；阴阳两虚则形寒肢冷，阳痿或月经不调，舌淡白，脉细数无力。

穴位选配

肺俞
心俞
肝俞
脾俞
胃俞
肾俞

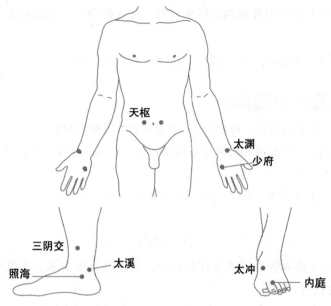

图 4-16　糖尿病的取穴图

拍打方法

穴位：肺俞、心俞、肝俞、脾俞、胃俞、肾俞、天枢、太渊、少府、三阴交、太溪、照海、太冲、内庭（图4-16）。

操作方法：

◎ 上消型糖尿病拍打

（1）拍打肺俞、心俞两穴，以微热为宜，每穴拍打2分钟。

（2）双手交替拍打两侧手少阴心经、手太阴肺经，以拍打部位微热为宜。

（3）以少府、太渊两穴为重点，拍打5分钟。

◎ 中消型糖尿病拍打

（1）拍打脾俞、胃俞、天枢穴各2分钟，以微热为宜。

（2）交替拍打两侧足阳明胃经、足太阴脾经，以拍打部位微热为宜。

（3）以内庭、三阴交两穴为重点，拍打5分钟。

◎ **下消型糖尿病拍打**

（1）拍打肝俞、肾俞两穴，各2分钟，以微热为宜。

（2）双手交替拍打两侧足少阴肾经、足厥阴肝经，以拍打部位微热为宜。

（3）以太冲、太溪、照海穴为重点，拍打5分钟。

注意事项

（1）糖尿病患者既要控制饮食，又要注意维生素、无机盐的摄入，保持营养平衡。

（2）限制糖分摄入，多吃蔬菜、蛋白质及低脂类食物。

（3）患者可适当多吃一些富含膳食纤维的食品，如菠菜、芹菜、卷心菜、山药、苦瓜、南瓜、冬瓜、蘑菇、莴笋、豇豆等。

（4）麦麸中纤维素含量丰富，且含糖量相对较低，是适合糖尿病患者食用的食品。

十七、中暑

中暑是指夏日酷暑炎热之季，感受暑热或暑湿秽浊之气，致使邪热郁蒸，逼汗外出而耗伤气阴。缺乏必要的防暑降温措施、体质虚弱、过度劳累均可诱发本病。临床上可分为轻症和重症两种。

临床表现

（1）阳暑　头痛眩晕，心烦胸闷，口渴喜饮，汗多发热，面红，舌红苔黄，脉浮数。

（2）阴暑　精神疲惫，困倦，嗜睡，汗多肢冷，恶心呕吐，口渴不欲饮，舌淡苔黄，脉弦细。

穴位选配

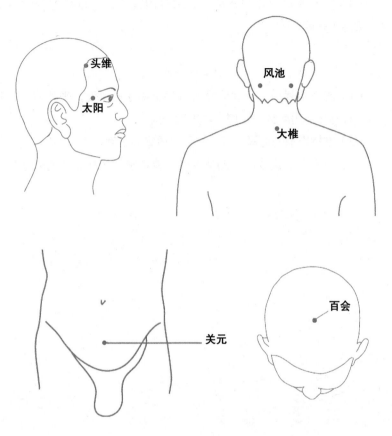

图 4-17　中暑的取穴图

拍打方法

穴位：风池、大椎、百会、关元、头维、太阳（图4-17）。

操作方法：

（1）受术者取俯卧的姿势，施术者用较大力度拍打脊柱的正中线，从上向下，进行5次。

（2）受术者取端坐的姿势，施术者用手或者器具拍打受术者风池、大椎、百会、关元、头维、太阳穴位，每个穴位1分钟。

（3）受术者取仰卧的姿势，施术者用较轻的力量拍打受术者头部，保持3分钟。

注意事项

（1）患者中暑后，应立即将患者移至阴凉通风处，平卧休息，脱去多余衣物并采用冷敷等物理疗法辅助降温。

（2）维持周围的通风环境，并保持适宜的温度。

（3）患者有发烧或腹泻的情况时，要特别注意补充流失的水分，以免脱水。

第五章

··············

外科常见病症自我康复拍打法

一、落枕

落枕又称"失枕""颈部伤筋"，轻者可自行痊愈，重者可迁延至数周。本病多因晚上睡眠时，枕头高低不适或太硬，头颈部处于过伸或过屈状态，致使颈项部肌肉静力性损伤或痉挛所致。

临床表现

多为在早晨起床后，一侧项背发生牵拉疼痛，甚则向同侧肩部及上臂扩散，头向一侧歪斜，颈项活动受限，并常在一侧颈肩部或肩胛间有明显压痛点和肌肉痉挛现象。症状可持续几日，多则迁延数周不愈。

穴位选配

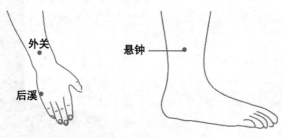

图 5-1　落枕的取穴图

拍打方法

穴位： 后溪、外关、悬钟（图5-1）。

操作方法：

（1）单手拍打患侧颈肩部阿是穴及患侧手太阳小肠经、手少阳三焦经，拍打力度宜轻，往复 10 ～ 15 分钟。重点拍打后溪、外关两穴。

（2）单手拍打患侧足少阳胆经，往复 5 ～ 10 分钟，以拍打部位微热为宜，重点拍打悬钟。

注意事项

（1）患病初期，局部拍打宜轻不宜重，否则可能引起病痛加重。

（2）睡眠时应选择合适的枕头和正确的睡眠姿势，注意颈部保暖。

二、颈椎病

颈椎病是由于颈部长期劳损、颈椎及其周围软组织发生病理改变或骨质增生等，导致颈神经根、颈部脊髓、椎动脉及交感神经受到压迫或刺激而引起的一组复杂的综合征。经常拍打可以疏通经络，活血化瘀。

临床表现

本病初起见颈肩局部疼痛不适，颈项强直；神经根受压时，出现颈肩痛、颈枕痛；臂丛神经受压时，出现颈、肩、臂的放射痛，伴有手指麻木、肢冷、上肢沉坠、抬手无力；椎动脉受压时，常有眩晕、头痛、头晕、耳鸣等，多在转动头部时诱发并加重。

穴位选配

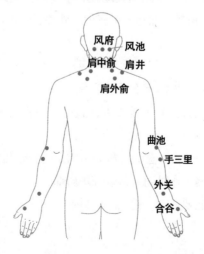

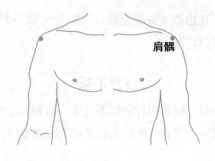

肩髃

图 5-2　颈椎病的取穴图

拍打方法

穴位：风府、风池、肩井、肩中俞、肩外俞、肩髃、曲池、手三里、外关、合谷（图5-2）。

操作方法：

（1）双手拍打颈背部，拍打宜轻，重点拍打风池、风府、肩井、肩中俞、肩外俞穴，往复10～15分钟，以拍打部位微热为宜。

（2）双手拍打头部，从前往后，拍打宜轻，往复5～10分钟，以拍打部位微热为宜。

（3）双手交替拍打手阳明大肠经、手少阳三焦经、手太阳小肠经10分钟，重点拍打肩髃、曲池、手三里、外关、合谷穴，以微热为宜。

注意事项

（1）患有颈肩腰腿痛者不要干重活。

（2）注意室内外温差不要太大，温度忽高忽低容易引起颈肩腰腿痛的复发。

（3）注意劳逸结合，避免一种姿势固定过长时间。

（4）减少伏案工作时间，常锻炼颈肩部。

（5）枕头高低要适中，避免高枕睡眠。

三、肩周炎

肩周炎又名"五十肩""漏肩风"或"肩关节周围炎",是肩关节周围软组织的一种退行性炎性疾病。中医学认为本病多由营卫虚弱,局部又感受风寒,或过度劳累、慢性劳损,或闪挫、扭伤,使筋脉受损,气血阻滞,脉络不通所致。

临床表现

本病早期以肩部疼痛为主,夜间加重,并伴有肩部僵硬,怕凉的感觉。后期病变组织有粘连,肩关节运动功能障碍。

穴位选配

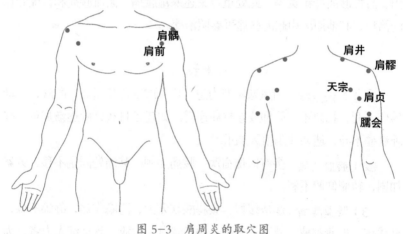

图 5-3　肩周炎的取穴图

拍打方法

穴位:肩井、肩髎、天宗、肩贞、臑会、肩髃、肩前(图5-3)。

操作方法:

(1)用健侧手掌拍打患侧肩部,拍打宜轻,往复10～15分钟,以拍打部位微热为宜。

（2）拍打肩井、肩髎、天宗、肩贞、臑会、肩髃、肩前穴位，以微热为宜。

注意事项

（1）积极进行肩部的功能锻炼，并注意肩部保暖以防风寒，避免过度疲劳。

（2）加强肌肉锻炼，对肩周炎的治疗恢复有着重要的意义。

四、腰痛

腰痛是指腰脊或脊旁部位疼痛为主要症状的一种病证。现代医学认为，腰痛是可由多种疾病引起的一种症状，如腰肌劳损、腰椎间盘突出、急性腰肌纤维炎等。此处重点论述寒湿腰痛、淤血腰痛和肾虚腰痛的治疗，其他原因引起的腰痛可参照治疗。

临床表现

（1）**寒湿腰痛**　由风寒湿邪为患，症见腰部冷痛重着，酸麻，活动转侧不利，拘急不可俯仰或腰脊痛连臀。如迁延日久，则逐渐加重，静卧病痛不减，遇寒或阴雨天加重。

（2）**瘀血腰痛**　多有旧伤宿疾，腰痛如刺，其痛处固定不移，劳累加剧，转侧仰俯不利。

（3）**肾虚腰痛**　起病缓慢，腰腿酸软无力，隐隐作痛，缠绵不愈，喜揉按。如兼神疲、肢冷、滑精、面色㿠白、舌淡、脉沉细无力者，为肾阳虚；如伴心烦、口燥咽干、手足心热、舌红少苔、脉弦细数者，为肾阴虚。

穴位选配

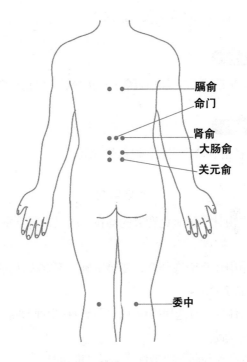

膈俞
命门
肾俞
大肠俞
关元俞
委中

图 5-4　腰痛的取穴图

拍打方法

穴位：膈俞、命门、肾俞、大肠俞、关元俞、委中（图 5-4）。

操作方法：

◎ **基本拍打**

（1）双手掌交替拍打腰部 10 ～ 15 分钟。

（2）双手掌交替拍打委中 5 ～ 10 分钟，由外而内，以拍打部位微热为宜。

◎ 寒湿腰痛拍打

重点拍打肾俞、大肠俞、关元俞穴位。

◎ 瘀血腰痛拍打

重点拍打腰部阿是穴，加拍膈俞5～10分钟，以拍打部位微热为宜。

◎ 肾虚腰痛拍打

重点拍打肾俞、命门穴位，以微热为宜。

注意事项

（1）提重物时尽量避免弯腰的动作，应该先蹲下拿到重物，然后慢慢起身。

（2）工作中注意劳逸结合，姿势正确，不宜久站久坐，剧烈体力活动前先做准备活动。

（3）卧床休息，宜选用硬板床，保持脊柱生理弯曲。

（4）避寒保暖。

（5）平时应加强腰背肌锻炼，加强腰椎功能。

五、胁痛

胁痛是以一侧或者两侧的胁肋疼痛为主要表现的病证，不同证型的疼痛性质不同。另外有一些胁痛会与情绪有很大的关系，出现强烈情绪波动时，疼痛就会加重。产生胁痛的主要病因有情绪因素、饮食不调、久病体虚，以及跌打损伤等。

临床表现

临床表现为一侧或两侧胁肋疼痛。胁痛性质可因证型不同表现特点不同，肝郁气滞证，疼痛可因情志因素而发，胁肋胀痛，疼痛走窜不定，胸闷，食少暖气，苔薄白，脉弦；肝胆湿热证见胁肋胀痛或刺痛，口苦，胸脘痞闷，纳呆，恶心呕吐，小便黄，舌红苔黄腻，脉弦滑数；

瘀血阻络证见胁肋刺痛，痛处不移，入夜更甚，胁下或见癥块，舌紫暗，脉沉涩；肝络失养见胁肋隐痛，遇劳加重，口干咽燥，头晕目眩，舌红少苔，脉细弦数。

穴位选配

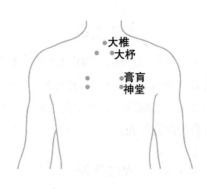

图 5-5 胁痛的取穴图

拍打方法

穴位：大椎、大杼、膏肓、神堂（图5-5）。

操作方法：

（1）受术者取俯卧的姿势，施术者反复地抓拍整个背部，按照从上至下的顺序，依次地进行抓拍，持续5分钟。

（2）受术者取俯卧的姿势，施术者依次拍打大椎、大杼、膏肓、神堂穴位，每个穴位1分钟，以受术者有酸胀的感觉最佳。

注意事项

（1）饮食要有节制，避免暴饮暴食，少食高脂肪、高胆固醇类的食物。

（2）养成良好的排便习惯，保持胃肠道的通畅。

（3）注意卫生，积极预防或治疗蛔虫病。

六、网球肘

肱骨外上髁炎是以肘部外侧前臂伸肌起点处发炎疼痛，抓握、提举物体或做前臂旋后活动时肱骨外上髁部疼痛为主要表现的慢性损伤性疾病，即网球肘。网球、羽毛球运动员好发此病，因此肱骨外上髁炎俗称为网球肘。这种病主要影响的是伸指、伸腕和前臂旋转的功能。

临床表现

主要表现为肘关节外侧的疼痛，初起时间断性发作，可能是在做某一动作时发生，休息后可以缓解。后来会慢慢变成持续性疼痛，或有酸胀不适感，可放射到前臂、腕部或者是上臂。但是一般不会影响肘关节的屈伸功能，也没有局部发红的症状。

穴位选配

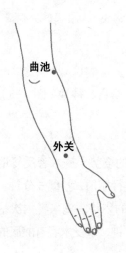

图 5-6　网球肘的取穴图

拍打方法

穴位：曲池、外关（图5-6）。

操作方法：

（1）施术者与受术者面对面，让其他人协助固定受术者的上臂，然后右手握住受术者右腕或左手握住受术者左腕，另一手拿住肘部痛点，用屈肘摇法旋前以及旋后活动肘关节大约5次。最后使肘关节屈曲，在旋后位时使肘关节突然伸直，以解除局部粘连。

（2）在肘外侧痛点处做指揉法操作，让局部有发热的感觉，然后用手指做按法点按曲池、外关穴位。用拨法弹拨肌腱刺激桡侧腕伸肌，以达到剥离局部粘连的作用。如果有明显压痛点可以用拇指在该处行拨络法。

（3）对手臂上远离患侧的部位进行适度拍打，保持整个手臂的血液运行畅通。

注意事项

（1）本病可由附着于肱骨外上髁肌腱纤维的部分断裂而引起，因此推拿治疗中不宜有过强的刺激手法，以免产生新的损伤。

（2）从事腕力劳动较多的患者，可以根据情况改变原有的常用姿势，有益于本病的康复。

（3）坚持自我按摩，对本病的康复治疗起到积极的帮助。

（4）应注意局部保暖，避免寒冷因素刺激。

（5）患者应适当进行锻炼，做甩鞭动作（即前臂在内旋的同时屈肘，然后伸直肘关节）。

七、膝关节炎

膝关节炎可由膝关节退行性病变、外伤、过度劳累、走路姿势不正确、感受寒邪引起，多见于中老年人。

临床表现

膝关节部发红、肿痛，走路或上下楼梯时疼痛加剧，或放射至腘窝、小腿或踝关节部位，严重时会发生关节活动受限。

穴位选配

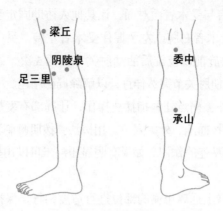

图 5-7 膝关节痛的取穴图

拍打方法

穴位：承山、阳陵泉、委中、足三里、梁丘（图 5-7）。

操作方法：

（1）拍击膝部，叩击承山、阳陵泉、委中穴。

（2）点击足三里、梁丘、膝眼穴，各 2～3 分钟。

注意事项

（1）若膝关节疼痛经久治不愈，应拍 X 光片检查病情。若韧带有撕裂断裂，则应配合其他治疗。

（2）治疗期间，应注意膝关节保暖，并适当休息以缓解疲劳。

（3）可将拍打疗法作为日常进行的保健疗法。

八、腓肠肌痉挛

腓肠肌痉挛俗称小腿抽筋，是一种突然发作的强直性痛性痉挛。在小腿肌肉和脚趾间肌肉部位发作的痉挛最为常见，发作时疼痛难忍。外界环境寒冷对腿部的刺激、过度疲劳、睡眠不足或睡眠休息过多而导致局部酸性代谢产物堆积，均可引起肌肉痉挛。

临床表现

常见症状为下肢部小腿腓肠肌发生抽搐拘挛性的疼痛。此症有时在夜间睡眠时突发，患者常因疼痛而醒，严重时长时间不能止痛，且影响睡眠；有时在游泳时或运动时出现，表现为小腿腓肠肌剧烈抽痛，肌肉痉挛强硬，活动受限。

穴位选配

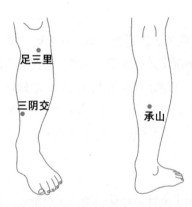

图 5-8　腓肠肌痉挛的取穴图

拍打方法

穴位：三阴交、足三里、承山（图 5-8）。

操作方法：

（1）用两只手掌按摩并拍打小腿部 5 分钟，并重点拍打三阴交穴、足三里穴和承山穴各 100 次。

（2）取端坐位坐在椅子上，两脚着地，轮流交替用力跺脚 200 次，可显著改善小腿的血液循环，增强代谢功能，缓解并消除小腿腓肠肌的痉挛疼痛。

注意事项

（1）注意下肢保暖，尤其注意睡眠期间的保暖。晚上可用热水烫脚，睡前调整合适的睡眠姿势。

（2）平时加强锻炼，每日对小腿肌肉进行拍打按揉，改善局部血液循环。

（3）为预防夜间小腿抽筋，老年人在膳食方面要多吃些含钙量高的营养食品，如牛奶、大豆、虾米、芝麻酱、海带等，也可在食品中加骨粉、乳酸钙等钙盐。为老年人烹制的菜和汤中加点醋或放几枚山楂、梅子，可促进食物钙溶化，易为人体所吸收。必要时可以补充一些维生素 E。

（4）身体过度疲劳者应适当休息，减少运动量。运动前要做充分准备活动，天热的情况下进行大量运动时，应在运动前或运动中及时补充含电解质的饮料。在游泳时如果水温过低，应做好热身运动。游泳时一旦在水中发生小腿肌肉痉挛，应立即改成仰泳姿势迅速游回岸边。上岸进行拍打等治疗后，短时间内不要再次游泳。

九、坐骨神经痛

坐骨神经痛是由于坐骨神经受刺激或压迫所致，以疼痛限于坐骨神经分布区的大腿后部、小腿后外侧和足部为特征的一种病症。

临床表现

臀部、大腿后部、小腿后外侧及足部产生烧灼样，或针刺样疼痛，活动则疼痛加重。如属原发性坐骨神经痛，常见以急性或亚急性起病，沿坐骨神经路径有放射性疼痛和明显的压痛点。起病数日最剧烈，经数周或数月则渐渐缓解，常因感受外邪而诱发；如属继发性坐骨神经痛，除原发病症外，咳嗽、喷嚏、排便等活动均可使疼痛加剧，腰椎旁有压痛及叩击痛，腰部活动障碍，活动时下肢有放射性疼痛感。

穴位选配

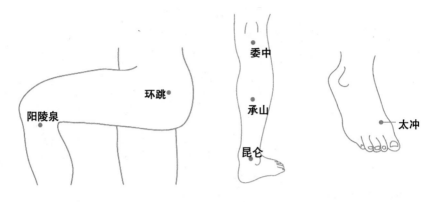

图 5-9　坐骨神经痛的取穴图

拍打方法

穴位：环跳、委中、阳陵泉、承山、昆仑、太冲（图 5-9）。

操作方法：

（1）自上而下反复拍推后背及腰部、臀部、大腿部。

（2）重点在环跳、委中、阳陵泉、承山、昆仑、太冲穴位及压痛点拍打。每处拍打 1 ～ 2 分钟，手法力度应轻重适当。

注意事项

（1）拍打时，应同时对原发病进行治疗。

（2）治疗期间应卧床休息、调节饮食、注意保暖、适当锻炼、节制房事。

第六章

妇科常见病症
自我康复拍打法

一、痛经

痛经是指妇女经期或行经前后出现小腹胀痛和下腹剧痛等症状。本病多由于气滞血瘀或寒湿凝滞、湿热瘀阻、气血虚弱、肝肾亏损，以致气机运行不畅，血行受阻，冲、任不利，经血滞于胞宫，不通则痛而致痛经。

临床表现

（1）气滞血瘀　经前或经期下腹胀痛拒按，经量少，行经不畅，经色紫暗有血块，胸胁或乳房胀痛，舌质紫暗，有瘀点或瘀斑，脉弦或弦滑。

（2）寒湿凝滞　经前或经期小腹冷痛，得热则痛减，经量少或后期逐渐增多，经色暗紫有血块，白带多，舌质紫暗，苔白腻，脉沉紧或弦涩。

（3）气血虚弱　行经期间或经停时小腹绵绵作痛，隐痛喜按，经量少，色淡质薄，面色苍白，头晕心悸，舌淡，苔薄，脉细弱。

（4）肝肾亏损　经色淡或带有血块，月经量少或错后，小腹作痛，腰膝酸痛，头晕耳鸣，舌质淡红，苔薄白，脉沉细或沉涩。

穴位选配

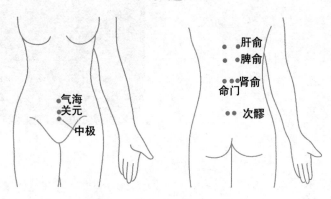

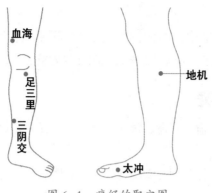

图 6-1　痛经的取穴图

拍打方法

穴位：肝俞、脾俞、肾俞、命门、次髎、气海、关元、中极、足三里、血海、地机、三阴交、太冲（图6-1）。

操作方法：

◎ 气滞血瘀拍打

（1）拍打中极、次髎两穴，各2分钟，以拍打部位微微出痧为宜。

（2）交替拍打两侧足少阴肾经、足厥阴肝经、足太阴脾经，以拍打部位微热为宜，以血海、三阴交、太冲穴为重点，拍打10分钟。

◎ 寒湿凝滞拍打

（1）拍打命门、肾俞、中极穴，每穴拍打2分钟，以微微发热为宜。

（2）交替拍打两侧足太阴脾经、足阳明胃经，以地机穴为重点，拍打5分钟。

◎ 气血虚弱拍打

（1）拍打脾俞、肾俞、气海、关元穴，每穴拍打2分钟，以微热为宜。

（2）交替拍两侧足少阴肾经、足厥阴肝经、足太阴脾经，以拍打部位微微发热为宜，再以足三里、三阴交穴为重点，拍打10分钟。

◎ 肝肾亏损拍打

（1）拍打肝俞、脾俞、肾俞、气海、关元穴，每穴拍打2分钟，以微微发热为宜。

（2）交替拍打两侧足太阴脾经、足厥阴肝经、足少阴肾经，以拍打部位微微发热为宜，再以三阴交为重点，拍打5分钟。

注意事项

（1）拍打治疗期一般选择在非月经期。

（2）注意经期卫生，勤换卫生巾和内裤。

（3）月经期间禁止行房事。

（4）经期注意保暖，避免受寒，忌涉水、游泳。

（5）避免精神紧张，勿受惊吓，少忧虑避烦恼。

（6）适当进行体育锻炼和体力劳动，但不宜做剧烈运动。生活作息规律，注意休息。

二、月经不调

月经不调是指月经的周期、经期、经量或经质发生异常改变的一种妇科疾病。本病多由情志异常、思虑过度影响肝、脾、冲、任四脉，或气血虚弱、寒热之邪客于血分所致。

临床表现

主要表现为经期超前或延后、经量或多或少、色淡或暗红有血块，经质清稀或黏稠，并伴有头晕、心悸、心烦易怒、睡眠较差、腰酸腰痛、精神疲倦等。

穴位选配

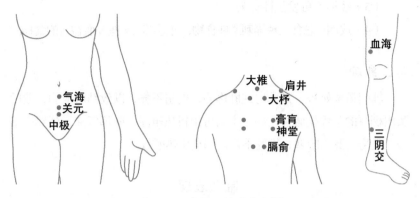

图 6-2　月经不调的取穴图

拍打方法

穴位：肩井、大椎、大杼、膏肓、神堂、膈俞、气海、关元、中极、三阴交、血海（图 6-2）。

操作方法：

（1）受术者取站立位，双脚间距与肩同宽，收腹，上半身微微前倾，臀部向后翘起，左右手握拳交替捶打尾椎骨上方的区域约3分钟。

（2）拍抓后背部，以潮红发热为度。

（3）侧击大椎、大杼、膏肓、神堂、膈俞穴，以酸胀为度。

（4）拍抓并提捏肩井。

（5）拍旋并摩小腹部气海至关元、至中极，使小腹部微微发热为佳。

（6）点击三阴交、血海。

注意事项

（1）注意经期卫生，保持阴部清洁，应特别注意下半身的保暖。

（2）生活有规律，保持心情舒畅，适当锻炼身体或进行运动量较轻的体力劳动。

（3）经期不可发生性行为。

（4）戒烟，忌食辛辣等刺激性食物，可适当吃一些补血益气的食物。

三、乳痈

乳痈俗称奶疮，是乳房红肿疼痛，乳出不畅，以致结脓成痈，溃后脓出稠厚的急性化脓性疾病。本病可由胃热壅滞，肝郁气滞，外邪火毒侵入乳房，脉络阻塞，排乳不畅，郁久化热所致。

临床表现

本病往往发生在产后哺乳期间，尤以孩童未满月的初产妇最为多见。临床表现为乳房结块、肿胀疼痛，并伴有全身发热，证重时腐烂化脓外溃。

穴位选配

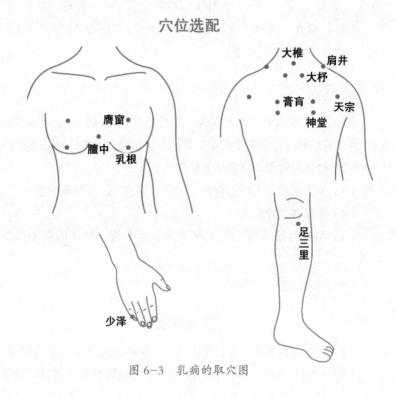

图 6-3　乳痈的取穴图

拍打方法

穴位：大椎、大杼、膏肓、神堂、天宗、肩井、膺窗、乳根、膻中、少泽、足三里（图6-3）。

操作方法：

（1）用较重的手法从上往下侧击背、腰、臀部及下肢，至酸胀痛，以达泻热毒之功。

（2）叩击大椎、大杼、膏肓、神堂穴至酸胀。

（3）点击天宗穴至穴位深处酸胀。

（4）反复拍抓肩井穴。

（5）点旋膺窗、乳根、膻中穴，每个穴位3～5分钟。

（6）反复从乳房根部捏挤至乳头部，使残乳排出。

（7）点按少泽、足三里两穴。

注意事项

（1）定时哺乳，每次应将乳汁排空。

（2）保持乳房、乳头清洁卫生，哺乳时应注意避风保暖，哺乳后应轻揉乳房。

（3）断乳时不应突然中断哺乳，应逐步减少哺乳时间，形成一个渐进的生理调整阶段。

（4）在早期可以配合热敷治疗，若已化脓需转为外科治疗。

四、子宫脱垂

子宫脱垂是指子宫从正常位置沿阴道下降，宫颈外口达坐骨棘水平以下，严重时甚至脱出于阴道口外的妇科疾病。本病病因很多，分娩损伤、产后过劳、腹压增加、支持子宫的韧带逐渐松弛，皆可导致子宫脱出。

临床表现

下腹、阴道、会阴部有垂坠感，宫颈外口下垂至坐骨棘水平以下或脱出于阴道口外，甚至子宫全部脱出于阴道口外。常伴腰膝酸软、心悸气短、神疲乏力、排尿困难或尿失禁等症状，劳动、行走、下蹲时更加明显。

穴位选配

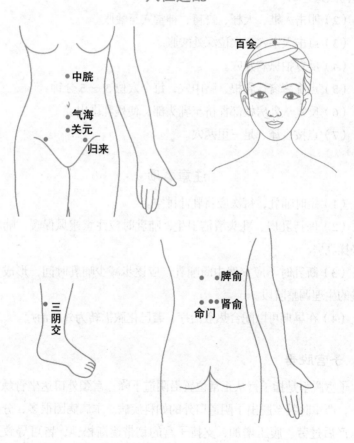

图6-4　子宫脱垂的取穴图

拍打方法

穴位：气海、关元、三阴交、归来、中脘、肾俞、脾俞、命门、百会（图6-4）。

操作方法：

（1）取仰卧位，用虚掌叩击气海、关元穴，每穴拍打2分钟。

（2）取正坐位，用虚掌叩击三阴交穴2分钟。

（3）取仰卧位，用指腹叩击归来、中脘穴，每穴拍打2分钟。

（4）取俯卧位，用指腹叩击肾俞、脾俞、命门穴，每穴拍打2分钟。

（5）取正坐位，用拇指顶端点击百会穴2分钟。

注意事项

（1）调节饮食，保持大便通畅。

（2）经常做收缩肛门运动，增加韧性，促进功能恢复。

（3）产后保持侧卧姿势，防止子宫成后位。

五、围绝经期综合征

围绝经期综合征亦称更年期综合征，是指妇女绝经前后由于性激素分泌失调而引起的一系列以自主神经系统功能紊乱为主，伴有神经心理症状的症候群。本病是因肾气虚衰，脏腑失于濡养等所致。

临床表现

（1）肾阴虚　头晕耳鸣，失眠多梦，心烦易怒，潮热汗出，五心烦热，腰膝酸软，盗汗，口干口苦，溲少色黄，舌红少苔或无苔，脉细数。

（2）肾阳虚　面色晦暗，精神萎靡，形寒肢冷，纳差便溏，小便频数，甚者小便失禁，舌淡苔薄白，脉沉细无力。

穴位选配

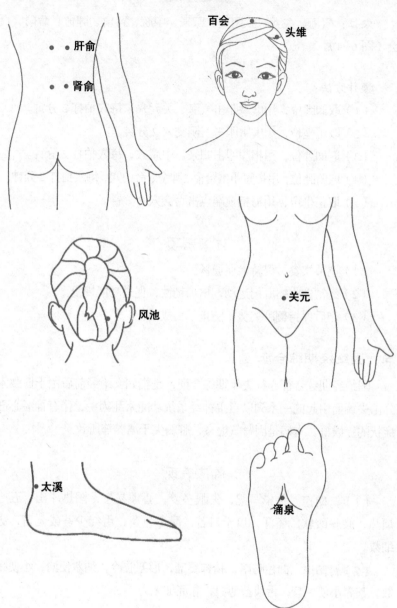

百会　头维　肝俞　肾俞　风池　关元　太溪　涌泉

图 6-5　女性围绝经期综合征的取穴图

拍打方法

穴位：肝俞、肾俞、百会、头维、风池、关元、太溪、涌泉（图6-5）。

操作方法：

◎ 肾阴虚型拍打

（1）拍打肝俞、肾俞两穴，每穴拍打2分钟，以微微发热为宜。

（2）拍打头维、百会、风池穴，每穴拍打2分钟，以微微发热为宜。

（3）交替拍打两侧足少阴肾经、足厥阴肝经，以拍打部位微微发热为宜。以太溪、涌泉两穴为重点，每穴拍打10分钟。

◎ 肾阳虚型拍打

（1）拍打肾俞、关元两穴，每穴拍打5分钟。

（2）双手交替拍打两侧足少阴肾经，以拍打部位微热为宜，两侧各拍打10分钟。

注意事项

（1）患者应保持乐观、积极的心态去看待更年期，并定期去医院体检。

（2）注意劳逸结合，保证睡眠充足。

（3）加强锻炼，多做户外运动。适当补充营养，多吃富含雌激素的食物，生菜和蛋白质补充品（尤其是低血糖患者），少食酸酪乳或酸奶，少喝含咖啡因的饮品。

第七章

· · · · · · · · · · · · ·

男科常见病症自我康复拍打法

一、肾虚

肾虚指肾脏精气阴阳不足。肾虚有多种分型，最为常见的是肾阴虚、肾阳虚。

临床表现

（1）肾阳虚　腰膝酸痛、四肢发凉、畏寒怕冷、身浮肿，腰以下尤甚。肾阳为一身阳气之本，肾阳虚则出现怕冷的症状。

（2）肾阴虚　主要表现为腰酸、五心烦热、潮热盗汗、失眠多梦、头晕耳鸣等。肾阴是全身阴液的根本，肾阴虚则容易出现虚热的表现。

穴位选配

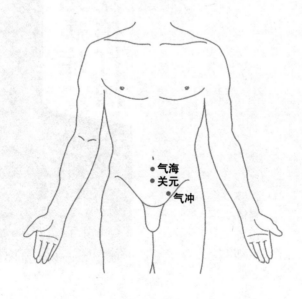

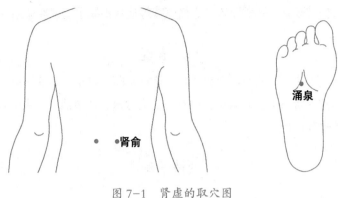

图 7-1　肾虚的取穴图

拍打方法

穴位：气海、关元、肾俞、气冲、涌泉（图 7-1）。

操作方法：

（1）先用手掌以顺时针方向按揉气海和关元两个穴位 30～50 次，再用手掌拍打后背的肾俞穴 80～100 次。

（2）每晚用热水泡脚，然后按摩两腿根部的气冲穴，并反复揉擦两脚心的涌泉穴，反复拍打、叩击、推揉、按摩两腰处的肾俞穴。

注意事项

（1）睡硬板床。

（2）保证生活规律正常，节制性生活。

（3）注意腰部保暖。

二、遗精

遗精是指无性交而精液自行外泄的一种男性疾病，如果有梦而遗精称为梦遗；无梦而遗精，甚至清醒时精液自行流出称为滑精，梦遗和滑精统称为遗精。发育成熟的男性，每月偶有 1～2 次遗精且次日无任何不适，则属正常生理现象；遗精次数过多，一周数次，或清醒时流精，并伴有精神萎靡、腰酸腿软、心慌气喘等症状则属于病理性遗精。

临床表现

一夜 2～3 次或每周数次遗精，连续不断，甚至午睡或清醒时性兴奋和非性交状态下均有射精，伴有记忆力减退、情绪消沉、头晕耳鸣、腰酸膝软等症状。

穴位选配

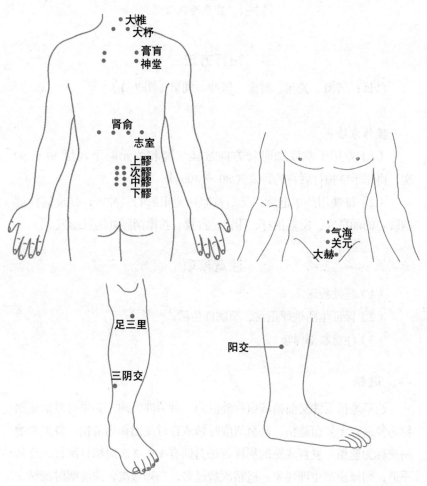

图 7-2　遗精的取穴图

拍打方法

穴位：大椎、大杼、膏肓、神堂、肾俞、志室、气海、关元、大赫、八髎、足三里、三阴交、阳交（图7-2）。

操作方法：

（1）拍抓整个后背部，以温热深透为度。

（2）拍旋大椎、大杼、膏肓、神堂、肾俞、志室以泛红发热为度。

（3）点旋气海、关元、大赫，以穴位深部酸胀为宜。

（4）抓拧、横擦、直擦八髎穴，以透热为度。

（5）点击足三里、三阴交两穴。

注意事项

（1）养成健康的生活习惯，婚后保持正常的性生活。

（2）勤换内裤，保持私处清洁卫生。

（3）调整睡眠习惯，夜间睡眠时下身及足部不宜过暖，睡眠姿势以仰卧、侧卧为宜。

（4）调节情志，注意饮食健康营养，勿嗜烈酒。

三、阳痿

阳痿是指男子未到性功能减退时期，即出现阴茎不能勃起或勃起不坚，不能正常完成性交的一种症状。阳痿分为先天性和病理性，前者因器质性病变，如生殖器畸形、损伤或睾丸病症导致；后者因心理、精神、神经功能、慢性疾病等因素导致，如房事过度、神经衰弱、生殖腺功能不全、糖尿病、长期饮酒、过量吸烟等。

临床表现

表现为男性在有性欲的情况下，阴茎不能勃起或能勃起不坚，不能进行性交活动或发生性交困难。

穴位选配

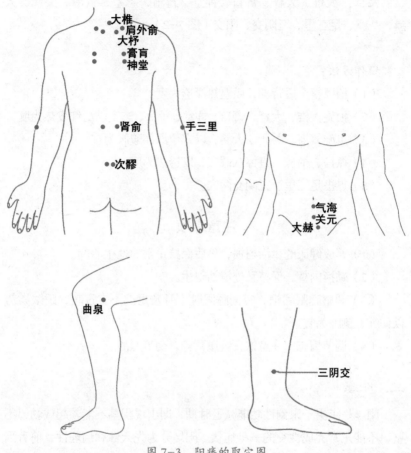

图 7-3　阳痿的取穴图

拍打方法

　　穴位：肩外俞、手三里、大椎、大杼、膏肓、神堂、关元、气海、大赫、肾俞、次髎、三阴交、曲泉（图 7-3）。

　　操作方法：

　　（1）双手摩擦微微发热，保持深吸气状态，手作手刀，用小鱼际侧轻轻击打肩外俞、手三里穴，在击打的同时，由口、鼻呼气，如此反复20次。

（2）拍抓整个后背部，持续操作直到肌肉酸痛、局部发热。

（3）拍击大椎、大杼、膏肓、神堂等穴，以酸胀为度。

（4）反复点旋关元、气海、大赫等穴，以透热为度。

（5）叩击肾俞、次髎两穴，并横向、垂直擦该部位，直到深部透热。

（6）点击三阴交、曲泉两穴。

注意事项

（1）宜积极配合治疗引发本病的其他疾病，避免房事过度，戒烟酒。

（2）劳逸结合，适当锻炼。调节情志，消除紧张情绪。

（3）阳痿患者忌食黄豆、冬瓜、菱角、芥蓝。

四、慢性前列腺炎

慢性前列腺炎是泌尿外科最常见的疾病，发病率非常高，患者甚多，尤其在酗酒者、过度纵欲者、性淫乱者或汽车司机、免疫力低下者群体中存在高发现象。由于其病因、病理改变、临床症状复杂多样，对男性的性功能和生育功能有一定影响，可对患者造成精神上的伤害，严重影响患者的正常生活。

临床表现

慢性前列腺炎分为慢性细菌性前列腺炎和非细菌性前列腺炎两种，慢性细菌性前列腺炎主要为病原体感染；非细菌性前列腺炎的病因学比较复杂，可继发于急性前列腺炎或慢性后尿道炎，也可继发于全身其他部位的感染。可见排尿后尿道不适感，排尿终末可有白色黏液，继而可有尿频、滴尿、会阴部或腰部酸胀，尿道口可有白色分泌物流出。常伴有阳痿、早泄、遗精，久之可致前列腺肥大。

穴位选配

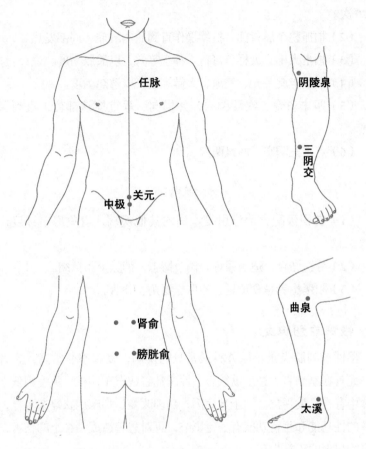

图 7-4 慢性前列腺炎的取穴图

拍打方法

穴位: 肾俞、膀胱俞、任脉、关元、中极、三阴交、阴陵泉、太溪、曲泉(图7-4)。

操作方法:

(1)取仰卧位,以头肩部和脚跟为支点,抬高臀部同时收缩会阴部肌肉，然后放下臀部，放松会阴部肌肉，反复操作 20 次。然后双腿伸直抬高 50°，两腿交叉后外展，反复做 30 ~ 40 次。

（2）换为站立位，双手叉腰，两脚跟提起同时吸气，做提肛运动，随后脚跟落地时呼气，并放松肛门，反复操作 20 次。再两手交替拍打臀部 20 次，下蹲 10 次。注意下蹲时呼气，站起时吸气。

（3）重点拍打肾俞、膀胱俞、任脉、关元、中极、三阴交、阴陵泉、太溪、曲泉等穴位。

注意事项

（1）饮食有节制，勿食肥甘厚味及辛辣食物。多吃蔬菜水果，保持大便通畅。

（2）起居有规律，避免房事过度。养成健康的生活习惯，不可久坐或骑车时间过长。

（3）加强锻炼，经常提肛、收紧臀部，绷紧会阴部肌肉，活动骨盆。

（4）适度用药，不可滥用壮阳补品。坚持热水坐浴。

一、咽喉肿痛

咽喉肿痛是口咽和喉咽部发生病变时的主要症状，以咽喉部红肿疼痛，或喉底有颗粒状突起，有异物感，吞咽不利为特征，可归属于中医"喉痹"范涛。咽喉肿痛可见于西医学的急性扁桃体炎、急性咽炎、单纯性喉炎和扁桃体周围脓肿等病中。

临床表现

（1）**风热侵袭**　发热重，恶寒轻，头痛，口微渴，咽喉肿痛较重，舌红，苔薄黄，脉浮数。

（2）**肺胃热盛**　发热不退，不恶寒，面红目赤，咽痛剧烈，吞咽困难，大便燥结，小便短赤，舌红，苔黄，脉洪数。

（3）**虚火上炎**　咽干咽痛，或喉部异物感，干咳，痰少或痰中带血，手足心热，舌红少苔，脉细数。

穴位选配

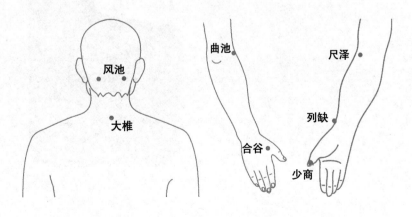

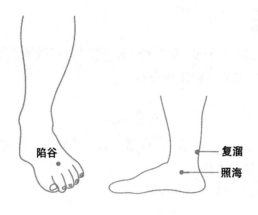

图 8-1　咽喉肿痛的取穴图

拍打方法

穴位：合谷、尺泽、列缺、少商、风池、大椎、曲池、陷谷、复溜、照海（图8-1）。

操作方法：

◎ 风热侵袭拍打

（1）双手交替拍打两侧手太阴肺经、手阳明大肠经，以拍打部位微微发热为宜。再以合谷、少商、列缺、尺泽穴为重点，拍打10分钟。

（2）拍打项部肌肉，以拍打部位微微发热为宜，以风池、大椎两穴为重点，拍打10分钟，可出痧。

◎ 肺胃热盛拍打

（1）双手交替拍打两侧手阳明大肠经，以拍打部位微微发热为宜，再以少商、合谷、曲池穴为重点，拍打10分钟。

（2）双手交替拍打两侧足阳明胃经，以拍打部位微微发热为宜，再重点拍打陷谷穴，拍打10分钟。

双手交替拍打两侧足少阴肾经，以拍打部位微微发热为宜，再以复溜、照海两穴为重点，拍打 10 分钟。

注意事项

（1）多喝水，勤喝水，可以适当放点冰糖或者黄连、枇杷、荆花、紫云英、槐花蜂蜜去火。

（2）多吃梨之类的新鲜水果。

二、近视

近视是指双眼近视清晰、远视模糊的一种常见的眼科疾病，大部分原因是用眼习惯不良所引起，如长时间在光线不足或过强的环境下读书写字，或躺在床上看书，或书写姿势不良等。中医学认为，本病因肝肾两虚，禀赋不足，目失所养，或过用目力，损伤气血所致。按以下方法拍打能补肝养血、滋阴明目。

临床表现

患者视远物不清，而视近物清晰还可伴眼胀、头痛、视力疲劳等症状。

穴位选配

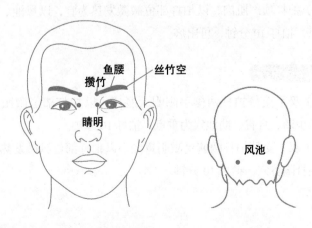

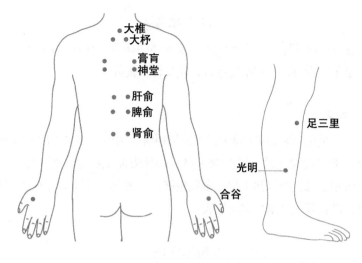

图 8-2　近视的取穴图

拍打方法

穴位：大椎、大杼、膏肓、神堂、肝俞、肾俞、脾俞、风池、睛明、攒竹、鱼腰、丝竹空、合谷、光明、足三里（图 8-2）。

操作方法：

（1）用掌心轻轻拍打整个眼眶，还可以用手指指腹轻轻拍打眼球，拍打之前可以先把双手搓热捂一会眼睛。拍打的时间越长越好，每次至少20分钟，累计拍打时间保证1小时以上；同时配合拍打右肋的肝脏部位，坚持拍打1个月以上视力就能明显好转。

（2）拍打后背部及大椎、大杼、膏肓、神堂等穴，以酸胀为佳。

（3）侧击肝俞、肾俞、脾俞穴各3分钟。

（4）按揉加点击风池穴3分钟。

（5）点旋睛明、攒竹、鱼腰、丝竹空等穴，以酸胀为度。

（6）点击合谷、光明、足三里各2～3分钟。

注意事项

注意健康用眼，不在光线太弱或太强的环境下看书，不在躺卧、行走、坐车时看书，经常平眺远方，以减轻眼疲劳。

三、鼻炎

鼻炎是指鼻腔黏膜和黏膜下组织的炎症。中医认为本病多由于感受风寒，邪气侵袭而致。肺开窍于鼻，司呼吸而主皮毛，故风寒外袭皮毛，内犯于肺，或风热上侵，多先犯肺，二者均可导致肺气不宣，肺失清肃，以致邪毒停聚鼻窍而发病。

临床表现

（1）风热乘肺　鼻塞不通，不闻香味，流涕色黄，黏稠腥秽，咳吐黄痰，前额隐痛，舌红，苔薄黄，脉浮而数。

（2）外寒内热　鼻塞不通，流清涕，肺热甚则见痰黄稠而胸闷，畏寒，头晕目眩，或偏头痛，口干，心烦，无汗，脉沉数或紧。

穴位选配

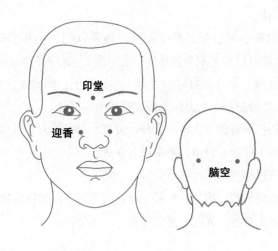

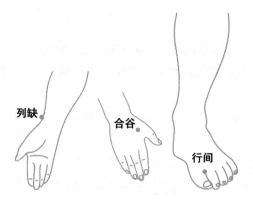

图 8-3　鼻炎的取穴图

拍打方法

穴位：印堂、迎香、脑空、列缺、合谷、行间（图 8-3）。

操作方法：

◎ 肺热拍打

（1）双手交替拍打两侧手太阴肺经、手阳明大肠经，以拍打部位微微发热为宜。

（2）以合谷、列缺两穴为重点，可微微出痧。

（3）轻拍迎香、印堂两穴，每穴拍打 2 分钟。

◎ 肝胆郁热拍打

（1）拍打脑空、迎香两穴，每穴拍打 2 分钟，以拍打部位微微发热为宜。

（2）双手对称拍打两侧足少阳胆经，以拍打部位微微发热为宜。以行间为重点，拍打 2 分钟。

注意事项

（1）戒烟酒，注意饮食卫生和环境卫生，避免粉尘长期刺激。

（2）避免长期使用鼻腔减充血药，该类药物有可能造成"药物性鼻炎"。

（3）积极治疗急性鼻炎，每遇感冒鼻塞加重，不可用力抠鼻，以免引起鼻腔感染。

（4）注意气候变化，及时增减衣服。

（5）应尽量避免出入人群密集的场所，并注意戴口罩。

四、鼻窦炎

鼻窦炎是鼻窦黏膜的化脓性炎症，可分为急性鼻窦炎和慢性鼻窦炎两类。

临床表现

（1）急性鼻窦炎　初起有鼻塞流涕，继而出现畏寒发热，头痛加重，鼻涕变浓稠，量甚多，发热也加重，有时涕中带少许血液。

（2）慢性鼻窦炎　脓涕增多是本病的主要症状，多涕，鼻涕为脓性或黏脓性，病侧较重。痰多，脓涕流入咽部会有不适感，轻者无明显全身症状，重者可有头昏、头痛、精神不振等。

穴位选配

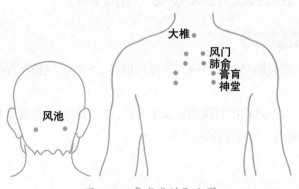

图 8-4　鼻窦炎的取穴图

拍打方法

穴位：大椎、风池、膏肓、风门、肺俞、神堂（图8-4）。

操作方法：

（1）取正坐位，微微握拳轻叩后颈部的大椎穴5分钟，直到穴位感到温热酸胀为止。

（2）取正坐位，用双手拍打后颈部两侧风池穴每穴拍打2分钟，以酸胀为度。

（3）患者取俯卧位，操作者微微握拳叩打患者颈背部的膏肓、风门、肺俞、神堂穴各3分钟。

注意事项

（1）要适当进行体育锻炼，每日晨起跑步，有助于增强体质，提高机体免疫力。

（2）日常饮食要清淡，不要吃辛辣刺激的食物，鱼虾等生腥的食物要少吃。

（3）提防感冒，感冒是易引发鼻炎的病因之一。

五、牙痛

牙痛，无论男女老幼皆可发生。牙齿、牙龈、牙周的疾病都可发生牙痛，是临床常见病、多发病。多因过食辛热之物，胃热炽盛，或肝火过旺，实火上冲，或因风热火毒上攻，或肾虚火旺，肝肾阴虚，虚火上炎，或过食甜食，不注意用牙卫生，蕴积生虫等因所致。

临床表现

（1）**实火牙痛**　牙齿疼痛剧烈，食热食加重，牙龈红肿较甚，或出脓渗血，肿连腮颊，头痛，口渴引饮，口气臭秽，脉洪数。

（2）**虚火牙痛**　牙齿隐隐作痛或微痛微肿，牙龈微红，久则龈肉萎缩，牙齿浮动，咬物无力，午后疼痛加重，脉细数。全身可兼见腰酸痛，头昏眼花等。

穴位选配

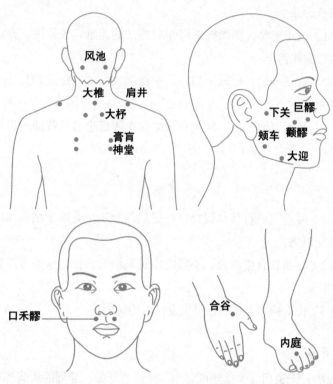

图 8-5 牙痛的取穴图

拍打方法

穴位：大椎、大杼、膏肓、神堂、肩井、风池、颧髎、下关、巨髎、口禾髎、大迎、颊车、合谷、内庭（图 8-5）。

操作方法：

（1）拍推后背部及大椎、大杼、膏肓、神堂等穴至体表皮肤潮红。

（2）拍抓提捏肩井穴。

（3）叩击风池穴 3 分钟。

（4）点旋颧髎、下关、巨髎、口禾髎、大迎、颊车等穴，以穴位深处酸胀为佳。

（5）点击合谷、内庭两穴各 3 分钟。

注意事项

（1）拍打疗法对牙痛有很好的即时止痛效果，疼痛缓解后需配合治疗原发病。

（2）平时宜注意口腔卫生，发现牙病应及时根治。

六、耳鸣

耳鸣，一般是指患者身处于周围没有任何声源的环境下而自觉耳内鸣响的症状。在进行捶击拍打治疗时，要先通畅颈椎。因为动脉向大脑供氧，静脉向下回收杂质，而上路不通和下路不通都会导致耳鸣。

临床表现

患者常感到耳内或颅内有嘶嘶声、铃声、哨声、汽笛声、马达轰鸣声、蟋蟀或蝉鸣等单调声，但周围环境并无相应声源。

穴位选配

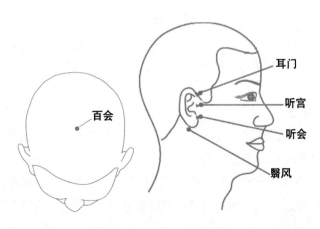

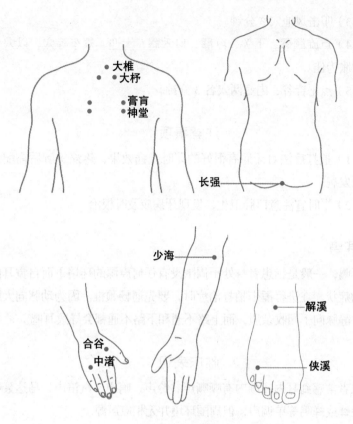

图 8-6　耳鸣的取穴图

拍打方法

穴位：百会、长强、耳门、听宫、听会、翳风、大椎、大杼、膏肓、神堂、少海、中渚、侠溪、解溪、合谷（图 8-6）。

操作方法：

（1）起势：双脚自然站立，微微分开，与肩同宽，膝盖微屈，双手下垂，胯部放松，闭目养神。

（2）拍打百会穴和头部两侧：用右手或左手掌拍打，或左右手轮流拍打百会穴，拍打 1 分钟为宜，然后双手同时拍打头部两侧 1 分钟。

（3）拍打大椎穴：拍打大椎穴时，用右手或左手掌拍打，或右手掌拍打后，再换左手掌拍打。拍打时长一般为1分钟。

（4）拍打后背、背部两侧、背部中央督脉：扭摆拍打后背法，以腰为轴带动两臂，左手手掌绕至体后用掌背拍击后背部，同时右臂绕过体前用掌心拍击左侧后背部（拍打范围以手能尽量触及的范围拍打为佳），然后再反方向左右轮换拍打；右手内旋向右下方绕至背后，屈肘用掌背拍击后背部，左臂同时向左绕过体前用掌心拍击右肩部，如此反复拍打，一般拍打遍数为四八拍。拍打时动作要协调，利用肩背及腰部转动时的惯性。两臂摆动时肩、肘、腕关节要灵活，拍打力度要适宜。

（5）拍打背部两侧：用右掌背或右手掌心拍打背部左侧至臀部，拍打范围以手能尽量触及的范围拍打为佳，然后用左手拍打背部右侧至臀部，方法同上。可顺拍亦可上下反复拍打，一般拍打8遍；用掌背或掌心拍打背部正中线，即督脉，沿背部正中线（拍打范围以手能尽量触及的范围拍打为佳）从上至下拍打至长强穴，可顺拍亦可上下反复拍打，一般拍打8遍。

（6）叩击耳门、听宫、听会、翳风穴各40次，叩击耳周围1分钟，以穴位深处酸胀为佳。

（7）首先拍抓后背部及大椎、大杼、膏肓、神堂等穴，以酸胀发热为度；然后点旋耳门、听宫、听会、翳风等穴，以深度酸胀为佳；再点击少海、中渚、侠溪、解溪、合谷诸穴，每穴点击3分钟。

注意事项

（1）出现症状时尽早去医院就医，配合专科医生进行检查和治疗。

（2）慎用有耳毒性药物。

（3）多吃含铁、锌、维生素C、维生素E丰富的食物；忌食过甜、过咸、油腻、含胆固醇过多的食物；忌食辛辣刺激性食物。

一、视疲劳

现今社会随着电脑和网络的普及，更多人开始因视物模糊、眼睛干涩、视力下降，严重时头痛眩晕而到医院就诊。视疲劳可由各种因素如长时间伏案工作，用眼习惯不健康，过度使用眼的调节能力而引起的一组疲劳综合征。尤其长期用眼者，应高度重视用眼保健。

临床表现

视疲劳的症状有眼疲劳、眼干涩、异物感、眼皮沉重感、视物模糊、畏光流泪、眼胀痛及眼部充血等，严重者还可出现头痛、头晕、恶心、精神萎靡、注意力不集中、记忆力下降、食欲缺乏以及颈肩腰背酸痛和指关节麻木等全身症状，青少年还可出现近视眼或加深原有近视程度。

穴位选配

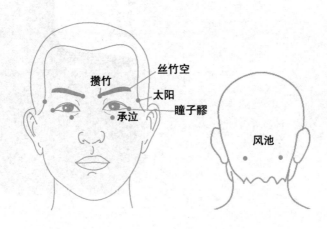

图 9-1 视疲劳的取穴图

拍打方法

穴位：丝竹空、攒竹、承泣、瞳子髎、太阳、风池（图9-1）。

操作方法：

（1）取坐位，屈膝并将小腿尽量抬高，然后在小腿的外侧进行敲打，尽量对整个下肢都进行手法操作。如果小腿的肌肉过于紧绷，可以握拳进行敲打，用拍打的动作让肌肉得到放松，改善血液循环。

（2）手掌微微弓起形成空掌，从后头部起轻轻拍打，慢慢向下进行手法操作，一直延伸到颈部，然后向两肩拍打。可以适当增加力量，使整个颈部的肌肉得到放松，可深度缓解视疲劳的现象。

（3）闭眼并缓慢上下左右转动眼球，然后轻拍眼周穴位。丝竹空、攒竹、承泣、瞳子髎、太阳、风池为重点拍打穴位，拍打太阳、风池两穴时，以有酸、麻、胀感放射到眼球部位的效果为宜。

注意事项

（1）要保证充足的睡眠。

（2）不能在乘车时看书看报。现代社会中很多年轻人都在行驶的汽车上利用手机或其他电子产品进行阅读或玩手机游戏，这种做法对眼睛的伤害很大。

（3）常吃含维生素 A 丰富的食物，如胡萝卜、猪肝等。

（4）每看书或面对电脑45分钟之后，要让眼睛休息一会儿，或向远方眺望。

二、神经衰弱

神经衰弱是神经症的诊断标准之一，是由于患者长期处于紧张和压力下，出现精神容易兴奋和脑力容易疲劳现象，且常伴有情绪烦恼和一些心理、生理症状的一种病症。目前，国际上把神经衰弱的症状多局限于以容易疲劳为主要表现的范围。青、壮年期发病较多，尤其是脑力工作者，占就诊患者的半数以上。中医学中没有与神经衰弱相对应的病名，但根据神经衰弱患者的临床主要表现，如睡眠障碍、记忆力减退、焦虑、烦躁、心慌、头昏等，可在惊悸、不寐、胁痛等中医病证中找到相应的论述和治疗方法。

临床表现

（1）**精神状态**　以精神过敏症状为主，情绪波动易激怒，容易为小事而情绪激动。注意力下降，记忆力减退，健忘，但对烦恼的事却念念不忘。

（2）**身体状况**　全身乏力，脑力迟钝，精力不足。

（3）**紧张性头痛**　如头晕、头胀、头痛等。

（4）**睡眠障碍**　多数表现为失眠，易惊醒；少数表现为嗜睡多梦，睡后仍困乏。

穴位选配

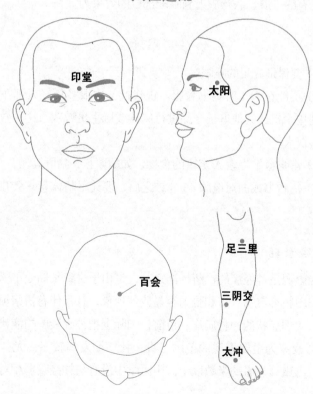

印堂

太阳

足三里

百会

三阴交

太冲

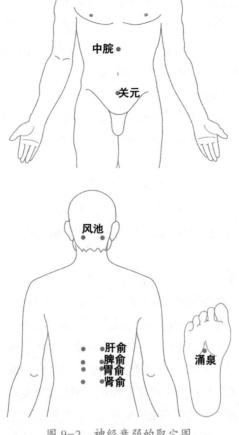

图 9-2　神经衰弱的取穴图

拍打方法

穴位：印堂、太阳、百会、关元、中脘、三阴交、足三里、太冲、风池、涌泉、肝俞、脾俞、胃俞、肾俞（图9-2）。

操作方法：

（1）直立，两手自然垂直，缓慢吸气，后用两手指尖或手掌轻轻敲打胸部各部位，呼气时敲打动作可适当用力，呼气时则要间歇性地吐息。

（2）双膝微曲，双手自然下垂，双眼微开，模仿弹簧的运动方式上下振动。当运动至身体有温热感时即可停止。此时双手完全放松，慢慢转动腰部，自然带动双手手臂，借扭动的惯性缓慢地、放松地拍打到腹部、腰部、胸部、背部、肩部和臀部。

（3）选择合适体位，可在印堂、太阳、百会、关元、中脘、三阴交、足三里、太冲、风池、涌泉、肝俞、脾俞、胃俞、肾俞等穴进行拍打，每穴拍打 1 ~ 2 分钟，适当调节手法轻重。

注意事项

（1）改善生活和工作环境，放松心态，避免受到刺激。

（2）适当进行体育锻炼，多参加户外集体活动。

三、手足冰凉

部分人群一到冬天就全身发冷、手脚冰冷，甚至在最为炎热的三伏天时，手脚都不暖，也就是中医所说的"阳虚"的症状。中医所谓"气主煦之"，"煦"指"温煦"，人体阳气充足，自然手脚得温。相反，阳虚时人体阳气不足，温暖的血液不能流动到四肢百骸，处于最远端的手和脚就更得不到气血的"温煦"作用，则会畏寒发冷、四肢不温。使用一些暖手暖脚的工具并不能从根本上解决问题，并且有时使用时会导致手脚出汗。手足不温的病因可为气血亏虚，供血不足，也可为血行变缓，四肢难温。俗语有"气海一穴暖全身"之说，观"气海"之名，即知气海为先天元气汇聚之所。所谓"气为血之帅""气行则血行"，若以气海为主穴进行拍打治疗，使气机顿开，左右出入，上下升降复常，则诸病自除，手足得温。

临床表现

怕冷，四肢冷凉，手脚发红或发白，甚全出坝疼痛的感觉。容易感冒且感冒恢复期长，面色暗淡，无血色。

穴位选配

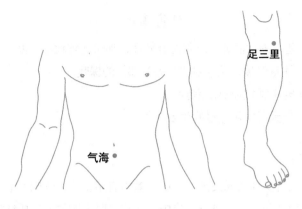

图 9-3　手足冰凉的取穴图

拍打方法

穴位：气海、足三里（图9-3）。

操作方法：

（1）取站立位，双脚打开，示指、中指及无名指并拢，屏气时对准腹部气海穴进行拍打。拍打数次后呼气，再吸气，屏气后进行拍打，反复操作数次直至腹内温暖，体表皮肤微微发红为度。

（2）用右手握住右脚尖，然后用左手拍打左侧后腰部上肾脏投射于体表的位置，大约持续2分钟后换对侧进行相同操作。无法够到脚尖时，可微微屈膝，尽量将全身都伸展开，也可以达到很好的效果。

（3）用右手握住右脚尖，用左手拍打大小腿内侧的部位，大约持续操作2分钟后换对侧进行相同操作。大腿内侧有肾经循行而过，拍打大腿内侧能起到补气益血的作用。

（4）取站立位，双腿自然并拢或双脚微微分开与肩同宽，重心放在前脚掌，微屈膝下蹲，脚趾屈趾紧扣着力面。手臂上举后以自然下坠的方式，左右手握拳捶打下腹区100下。

（5）拍打足三里穴5分钟，起到强壮保健的作用。

注意事项

（1）适当进行锻炼，改善血液循环，加快新陈代谢速度。

（2）注意保暖，尤其要注意关节部位的保暖。

（3）晚上睡觉前热水泡脚。

（4）每天可饮用适量的生姜红茶。

四、胸闷

部分人群身体易感疲惫，心脏及胸中有堵塞感，烦闷不堪，下意识用手按胸口或腹部，精神难以集中。症状轻时无明显的器质性病变，重者由心肺二脏患疾引起。患者常常睡眠不佳，自我感觉胸口如压大石，喘气亦不得缓。进行少量运动后即连连气喘，无法继续坚持运动。

心脏患疾，并发常见血液循环不良；肺脏功能下降，易导致呼吸深度和呼吸质量不够，供氧较差，所以患者大多面色较差，神情晦暗。

临床表现

吸气费力或气不够用。轻者稍作休息即可恢复正常，重者不能自缓，胸闷憋气甚至发生呼吸困难。

穴位选配

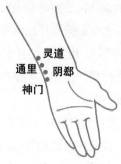

灵道
通里　阴郄
神门

图 9-4　胸闷的取穴图

拍打方法

穴位: 神门、阴郄、通里、灵道（图9-4）。

操作方法:

（1）拍胸动作：吸气，右手掌拍打左胸心前区，呼气，再用左手掌拍打右胸肺区，交替进行，拍打的力度以自我感觉舒适为宜。左右共做32次，冬季加倍。

（2）扩胸动作：两手握拳，掌心向内，肘平屈，左拳置于右肘肘弯上。呼气，两臂用力向胸两侧扩展。挺胸，吸气，随即两拳回复原位，用相同方法向胸部两侧扩展，共做32次。

（3）拍打手臂内侧的两条经脉：五指并拢，掌心空虚成虚掌，从手腕上的腕横纹开始，沿着手臂内侧慢慢向上拍打，拍打至前胸及腋下，再由前胸拍到手腕。如此反复操作，左臂、右臂各拍打10分钟。

（4）拍打结束后，还可再点揉神门穴、阴郄穴、通里穴和灵道穴，以有酸胀感为宜。完成后按摩两手手腕，每边按摩5分钟。

注意事项

（1）在风和日丽的天气里，可以外出散步，晒太阳，做一些身体可承受的体育运动。或进行增强肺功能的锻炼，最好每天能坚持30分钟的呼吸锻炼和深呼吸运动。既可增强肺泡的弹性，又可以促进支气管的通气功能。

（2）合理饮食，注意卫生。避免停留在尘埃较多的地方，禁止接触对气管和支气管有刺激作用的烟雾、毒气等。

五、健忘

大脑是使用频率最高也最容易疲劳的器官。长时间用脑而不注意休息，神劳过度就会导致反应迟钝、思维能力下降。进入老年期后，年老精气不足，大脑功能逐步减弱，脑力逐渐减退，出现记忆力差、健忘等症状。

临床表现

健忘，头晕、头痛、心悸以及心神不安。

穴位选配

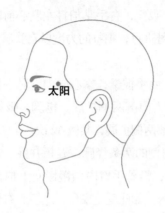

图 9-5 健忘的取穴图

拍打方法

穴位：太阳（图9-5）。

操作方法：

（1）擦前额，以掌心擦两眉上 10 余次，再用两手掌根从眼眶上缘外侧开始，向下稍用力行擦法擦至下颏 10 余次。

（2）两手十指从前发际到后发际，做"梳头"动作 12 次。随后两手拇指按在两侧太阳穴，其余四指指尖扣住头顶，从上到下，再由下而上做直线按摩 12 次。最后两拇指抵住太阳穴，用较强的力量旋转做按法，先顺时针转动，然后逆时针转动，各行 12 次。

（3）双脚分立与肩同宽，左肩耸肩后放松下落，做 10 次，然后左臂在体侧从前向后、从后向前各旋转 10 次；左臂弯曲，向后轻轻抖动，然后向前、向后甩动 100 次；左手握拳，在胸前向前屈伸 10 次；

右手握住左腕，左手拇指及手腕正转、反转各 10 次。

（4）用左手拇指点按左手示指指尖 2 次，中指 1 次，环指 3 次，小指 4 次；然后顺势反序点按环指 3 次，中指 1 次，示指 2 次，如此反复操作 16 遍。

（5）取端坐位坐在椅子上，左脚弯曲并提起，双手抱住左足，尽量靠近胸部，然后放下，反复 10 次；左足搁在右腿上，左足踝部正转、反转各 10 次。

（6）取仰卧位卧于床上（不用枕头），左臂探出床沿，在体侧从前向后、从后向前各旋转 10 次；左腿抬高，向左侧、右侧各举 10 次；左腿弯曲后伸直，如此反复 10 次；双手抱住左膝，使左腿尽量贴近胸前，然后上半身坐起变为坐式，三个动作为一个流程，反复进行 10 次。

（7）先用双手十指轻轻叩击整个头部 10 余次，然后十指稍用力，用指腹行擦法擦头部 10 余次。

（8）用双手掌心从上到下轻轻拍打左腿内侧、外侧各 10 次。

注意事项

（1）利用记事本或便笺纸随时记录自己的信息，养成一定的生活规律来调整状态。

（2）多参加集体活动，避免生活孤单。可在家人的陪同下，适当地进行一些体力锻炼，如每天坚持 30 分钟慢跑。可以增强体质、促进全身血液循环，改善大脑供血供氧。